Anja Schemionek
Katharina Hinze

Kräuter bei Kopfschmerzen

Die kleine Kräuterreihe

AURUM

Anja Schemionek
Katharina Hinze

Kräuter bei Kopfschmerzen

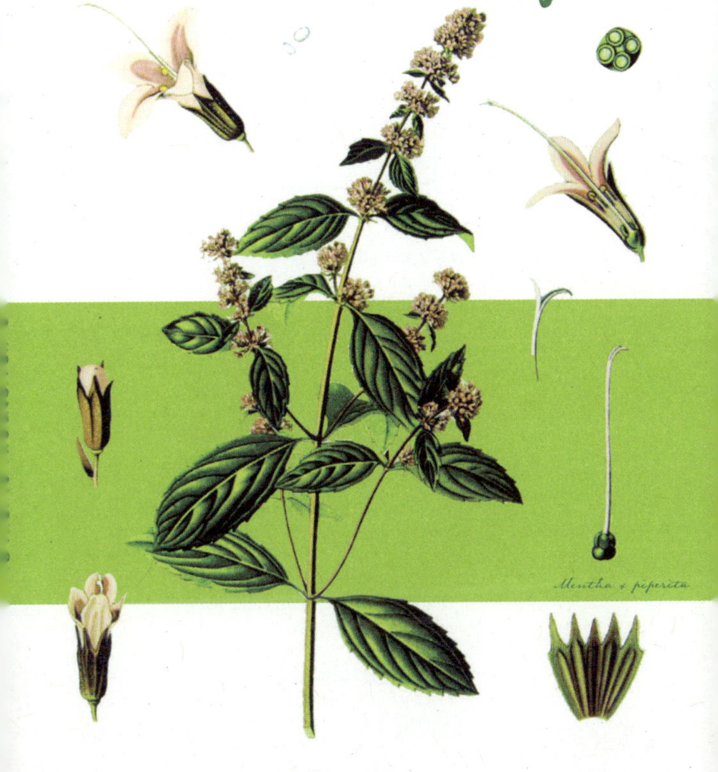

AURUM

Dr. Anja Schemionek / Katharina Hinze
Kräuter bei Kopfschmerzen
Die kleine Kräuterreihe

©Aurum Verlag
in Kamphausen Media GmbH, Bielefeld 2019

info@kamphausen.media
www.kamphausen.media

Coverabbildung
© Köhler's Medizinal-Pflanzen in naturgetreuen Abbildungen mit kurz erläuterndem Texte (1887)

Gestaltung
Kerstin Fiebig [ad-department.de]

Druck und Verarbeitung
Westermann Druck Zwickau

Bibliografische Information der Deutschen Nationalbibliothek:
Die Deutsche Nationalbibliothek verzeichnet diese Publikation in der Deutschen Nationalbibliografie; detaillierte bibliografische Daten sind im Internet unter https://dnb.d-nb.de abrufbar.

1. Auflage 2019

ISBN Printausgabe: 978-3-95883-365-4
ISBN E-Book: 978-3-95883-366-1

Dieses Buch wurde auf 100% Altpapier gedruckt und ist alterungsbeständig. Weitere Informationen hierzu finden Sie unter www.kamphausen.media

Der Umschlag besteht aus 30% Recycling, 60% Primärfasern und 10% Baumwolle.

Bildnachweise

Köhler's Medizinal-Pflanzen in naturgetreuen Abbildungen mit kurz erläuterndem Texte (1887): S. 22, 52, 70, 88, 104

Wikipedia: S. 25

Envato Elements
Nikolaydonetsk (S. 26, 47, 80), Lyulkamazur (S. 30), Rawf8 (S. 34), Merinka (S. 36), Dolgachow (S. 38), Seawave (S. 40), Jirkaejc (S. 43, 87), Alex9500 (S. 45), Karaidel (S. 49), Sonyakamoz (S. 51), Rezkrr (S. 57), Tycoon101 (S. 67), Nataljusja (S. 94), Fitzkes (S. 112), Arbortek (S. 114), Deyangeorgiev (S. 116), Merc67 (S. 118), Ewastudio (S. 120)

iStock
Rezkrr (S. 60), Madeleine Steinbach (S. 64), Nadezhda_Nesterova (S. 73), EdwardSamuelCornwall (S. 75), BWFolsom (S. 78), onepony (S. 83), Ingridsl (S. 84), AlexRaths (S. 90), coramueller (S. 96), fill_6 (S. 100), vesmil (S. 103), HeikeRau (S. 107), hekakoskinen (S. 111), Ralf Blechschmidt (S. 123), petrenkod (S. 125)

Wichtiger Hinweis: Die in diesem Buch veröffentlichten Inhalte und Ratschläge wurden von den Autorinnen und dem Verlag mit größter Sorgfalt recherchiert, erarbeitet und überprüft. Eine Garantie für die Inhalte kann jedoch weder von den Verfasserinnen noch vom Verlag übernommen werden. Des Weiteren wird eine Haftung von Seiten des Verlages sowie den Verfasserinnen ausgeschlossen für irgendwelche Sach-, Personen- und Vermögensschäden, die sich bei der Anwendung der Informationen in diesem Buch ergeben sollten. Jede Leserin und jeder Leser sollte mit seiner Gesundheit und den Informationen in diesem Buch verantwortungsbewusst umgehen und sich bei Beschwerden und Krankheiten rechtzeitig therapeutischen Rat einholen.

Inhalt

Mentha x piperita

Filipendula ulmaria

Tanacetum parthenium

Hypericum perforatum

Petasites hybridus

Kräuter – was sie sind und was sie nicht sind

Früher, als die Menschen noch keine Pharmaindustrie und auch keine Medizin im heutigen Sinn kannten, hatten sie dennoch eine Heilkunde. Hexen, Schamanen oder einfach Kräuterweiblein hüteten die Geheimnisse um die Kräfte der Natur. Sie halfen damit Gebrechlichen und Kranken, Müttern und ihren Kindern, Alten und Jungen. Und wenn sie auch nicht immer erfolgreich waren und mancher Trank sich aus heutiger Sicht als sinnloser Hokuspokus oder gar Giftmischung enttarnt, so hatten sie dennoch viel Erfahrung und Wissen zusammengetragen, wie aus der Natur Hilfe zu holen ist, wenn es einem Menschen an Körper, Geist oder Seele nicht gut geht.

Auf den Spuren dieser Heilkundigen sind wir ein wenig gewandelt und haben zusammengetragen, was den heute lebenden Menschen und ihren speziellen Bedürfnissen an die Hand gegeben werden kann, um ihnen durch Kräuter Hilfe zur Selbsthilfe bei Gesundheitsproblemen zu bieten. Dabei sollte jedoch niemand vergessen, dass Kräuter eben keine pharmazeutischen Tabletten sind. Sie eignen sich dazu, den Körper langsam und sanft umzustimmen, sie eignen sich aber nicht, um schwere Erkrankungen zu behandeln. Sie sind fantastische Helfer bei der Genesung, um den Körper und seine Selbstheilungskräfte zu unterstützen – auch parallel zur heutigen Medizin.

Aber Kräuter sind nicht dazu geeignet, um akuten, womöglich gar lebensbedrohlichen Situationen Paroli zu bieten. Sie sind großartig in der Pflege der Gesundheit und zur Prävention, haben aber keine Berechtigung mehr, wenn es dem Patienten nicht bald besser damit geht. Gleichzeitig sollte man die Kräuter und die Natur nicht unterschätzen. Die Kräfte der Natur sind nicht harmlos.

Kein Kraut sollte über lange Zeit täglich angewendet werden. Nach ein paar Wochen sollte damit Schluss sein. Auch ein selbst gemischter Haustee sollte aus diesem Grund immer mal wieder gewechselt werden.

»Alle Ding' sind Gift und nichts ist ohn' Gift; allein die Dosis macht, dass ein Ding kein Gift ist.« *Paracelsus*

Schon Paracelsus hat es gewusst und an dieser Tatsache hat sich bis heute sicher nichts geändert. Pflanzen und Kräuter haben eine Fülle von natürlichen Inhaltsstoffen, sie können gut oder schlecht für uns sein. Bitte bedenken Sie all das, wenn Sie dieses Büchlein nutzen wollen, und gehen Sie verantwortungsvoll mit sich selbst und den hier vorgestellten Informationen um.

Wir wünschen Ihnen
viel Freude mit Kräutern

Katharina Hinze
und Dr. Anja Schemionek

Wir sind Kopfmenschen

Es brummt, es drückt, es hämmert, es pocht oder pulsiert. Wir wollen nur noch die Augen schließen, unsere Ruhe haben, nichts mehr hören müssen. Aber oft geht das nicht. Da ist die Arbeit, die gemacht werden muss, da sind die Kinder, die essen wollen, Betreuung bei den Hausaufgaben brauchen, das wichtige Telefonat, das geführt werden muss und so weiter ... Bei allem ist unser Kopf gefragt, der soll funktionieren – das geht aber nicht, er schmerzt zu stark.

Es ist ein dumpfer Schmerz, nicht schön, aber auszuhalten. Doch auf die Dauer macht der Schmerz im Kopf den gesamten Menschen mürbe. Die Konzentration schwindet, das Bild vor Augen verschwimmt, die Nerven sind überfordert – bald haben wir keinen anderen Wunsch mehr, als dass der Schmerz einfach nur verschwinden soll!

Der Schmerz kommt schon wieder, er pirscht sich heran: ein dumpfes Gefühl im Kopf, nicht schlimm, aber spürbar. Es macht mich langsam, müde, träge, inaktiv. Kommt sie wieder? Aber ich muss doch arbeiten! Scheinbar unaufhaltsam tauchen weitere Symptome auf: Die Augen sehen komische Sachen, Nebelschwaden im Blick, der Kopf des Gegenübers verschwindet – sein Körper ist noch da. Muss es wirklich schon wieder sein? – Dann ist sie da, die nächste Migräneattacke. Unbändiger Schmerz, meist nur auf einer Seite des Kopfes. Ich will nichts mehr hören, nichts mehr sehen. Das Licht bitte aus, es ist zu hell hier, zu laut. Essen? Unmöglich – ich spucke nur alles wieder aus. Was für eine Qual! Über mehrere Tage und mehrfach im Monat – nicht auszuhalten!

Die *Deutsche Migräne- und Kopfschmerzgesellschaft* und die *Deutsche Schmerzgesellschaft* haben 2017 in der Bevölkerung eine repräsentative Befragung zu Kopfschmerzen durchgeführt. Das Ergebnis: 40,2 % der befragten Jugendlichen und Erwachsenen gaben an, im letzten halben Jahr mindestens einmal unter Kopfschmerzen gelitten zu haben. Die Mehrzahl der Betroffenen hatte durchschnittlich ein bis drei Kopfschmerztage pro Monat, Männer weniger als Frauen. Schon 2013 hatte sich bei einer ähnlichen Befragung ergeben, dass mehr Frauen als Männer unter Kopfschmerzen leiden und dass Bewohner von Städten häufiger betroffen sind als Menschen, die auf dem Land leben.

Unser Hirn soll immer bereit sein

Wir leben in einer Informationsgesellschaft. Unser Kopf und darin unser Gehirn sind häufig unser wichtigstes „Arbeitsgerät". Selbst wer sein Brot handwerklich verdient, braucht seinen Kopf und hat außerdem meist viel PC- und Büroarbeit zu erledigen, die unbedingt einen freien Kopf voraussetzt. Kopfschmerzen oder gar Migräne legen uns daher ganz schnell lahm. Kopfarbeit ist nicht mehr möglich, alles steht still, der Schmerz zwingt uns ins Bett, auf das Sofa, auf jeden Fall weg von Denken, Verstehen, weg vom Handeln. Wir sollten diese Zeichen nicht nur als bekämpfenswerten Schmerz sehen – es sind oft auch Zeichen einer Überforderung, einer Überlastung des Kopfes; zu wenig Körper, zu viel Kopf, zu wenig Freiheit für den Kopf, zu wenig beruhigende Langeweile, zu viel Aufregung, Anregung, zu viel Event, zu wenig Abschalten, Ausschalten, Anhalten.

Das soll Ihren Schmerz nicht als klein oder als nicht relevant hinstellen. Sie haben Schmerzen, die müssen behandelt werden! Doch denken Sie langfristig – Ihr Kopf signalisiert Überreizung irgendeiner Art. Tun Sie etwas dagegen: Tun Sie öfter mal NICHTS und genießen Sie den Zustand – lange bevor der Schmerz kommt. Vielleicht kommt er dann ja bald seltener oder auch gar nicht mehr ...

Kopfschmerzen sind (k)eine Krankheit

Kopfschmerzen gelten (anders als Migräne) als Allgemeinsymptom, vermeintlich ohne Ursache. Denn oft wissen wir nicht, wo die Schmerzen herkommen. Sie fliegen uns scheinbar einfach an und sind da, stark oder schwach, stechend oder klopfend, immer gleich oder immer anders. Tatsächlich gibt es aber Ursachen. Es können sehr unterschiedliche Dinge sein, z. B. eine Verspannung im Nacken, zu wenig getrunken oder Falsches gegessen oder, oder, oder.

Bei Kopfschmerzen führt der Griff oft zu Schmerzmitteln – und das ist auch gut, wenn es die Ausnahme bleibt. Kommt es öfter vor, dass der Kopf dröhnt, dann können die hier vorgestellten Kräuter eine gute Hilfe sein, die Schmerzmittel zu vermeiden oder zumindest zu reduzieren. Probieren Sie aus, welche Anwendungen und welche Kräuter zu Ihnen passen. Haben Sie die Sachen dafür dann immer im Haus. Gehen Sie aber unbedingt zum Arzt mit Ihren Kopfschmerzen, wenn sie mehrfach im Monat auftreten, und lassen Sie abklären, ob sich eine Ursache finden lässt.

Machen Sie sich darüber hinaus aber auch selbst die Mühe, darüber nachzudenken, was der Auslöser gewesen sein könnte, damit Sie ihn beim nächsten Mal meiden können. Vielleicht schreiben Sie sich ihre vermuteten Ursachen jedes Mal auf, dann haben Sie die Chance, die echte Ursache irgendwann zu entdecken: Schlechte Luft? Abgase? Ein bestimmtes Lebensmittel? Heftige Anstrengung? Zu viel oder zu wenig Sport? Oder der wahrscheinlich häufigste Kopfschmerzauslöser Stress? Stress verändert nämlich das Schmerzsystem des Körpers und macht uns auch für Kopfschmerzen anfälliger. Somit können Kopfschmerzen, weil sie Stress verursachen und uns damit wiederum anfälliger für Schmerzen machen, selbst die Ursache für Kopfschmerzen sein!

Immer ist es hilfreich, bei Kopfschmerzen in sich hineinzuhören und ein Gefühl dafür zu entwickeln: „Was könnte jetzt gut für mich sein? Frische Luft? Ein warmes Bad? Eine kühlende Kompresse auf der Stirn? Schlafen? Spazierengehen?“ Entwickeln Sie ein Repertoire, das geeignet ist, Ihnen die

Schmerzen erträglicher und die Schmerzmittel unnötig zu machen. Ihr spezieller Kopfschmerz ist so individuell wie Sie selbst. Nur Sie können erspüren, was ihn erträglicher macht, verbessert und bestenfalls verschwinden lässt. Und denken Sie daran: Sie haben es in der Hand, Ihren Kopfschmerz zu verbessern, Sie sind ihm nicht hilflos ausgeliefert, Sie können etwas tun – akut, kurz- und langfristig. Es gibt immer eine Lösung, Sie können sie finden!

Achtung!

Bei Kopfschmerzen, die irgendwie ungewöhnlich sind, z. B. • *besonders heftig* • *neu auftretend* • *immer wiederkehrend* • *sehr lang anhaltend* • *immer stärker werdend*, sollten Sie sich dazu ärztlich beraten lassen.

Auch wenn sich untypische Symptome hinzugesellen, wie z. B. • *Seh- oder Hörstörungen* • *Sprachstörungen* • *Konzentrationsstörungen* • *andere Körperzeichen (wie z. B. Lähmungen)*, sollte von medizinischer Seite schnell untersucht werden, ob es sich noch um einen harmlosen Kopfschmerz handelt oder nicht.

BEISPIELE FÜR KOPFSCHMERZ-URSACHEN

Muskelverspannungen im Nacken, zu niedriger oder zu hoher Blutdruck, körperliche Anstrengung, Vergiftungen, wie z. B. durch übermäßigen Alkoholgenuss (Katerkopfschmerz), aber auch durch andere Gifte, zu geringe Trinkmenge, zu starke Sonneneinstrahlung, Kälteeinwirkung am Kopf (z. B. Eisessen), Hunger, Hormonschwankungen, Sauerstoffmangel, Überarbeitung, schlechte bzw. einseitige Arbeitshaltung, übermäßige Anstrengung der Augen, allergische Reaktionen, Schleudertraumata, Abklemmen des Nackens beim Schlafen auf einem unpassenden Kopfkissen, Gewalteinwirkungen an Kopf, Hals und Nacken, Erkältungen und Grippe, verstopfte Nasenneben- und Stirnhöhlen, nächtliches Zusammenbeißen der Zähne u. v. a.

Übrigens …

… *wussten Sie, dass das Gehirn keine Schmerzrezeptoren hat?* Was sich für uns so anfühlt, als würde die Gehirnmasse dröhnen und drücken, ist der Schmerz des Schädels, der Hirnhäute, der Blutgefäße oder bestimmter Versorgungsbahnen. Das Hirn jedoch kennt keinen Schmerz!

- *Wussten Sie, dass Schmerzmittel Kopfschmerzen auslösen können?* Werden Schmerzmittel an mehr als acht bis zehn Tagen pro Monat eingesetzt, können sie die Anfallshäufigkeit bis hin zum Dauerkopfschmerz erhöhen!
- *Wussten Sie, dass Kopfschmerzen einer der häufigsten Gründe sind, warum Menschen eine ärztliche Praxis oder sogar die Notaufnahme eines Krankenhauses aufsuchen?*
- *Wussten Sie, dass es mehr als 250 verschiedene Kopfschmerzarten (inklusive 13 Migränearten) gibt?* Beruhigend ist, dass die meisten davon harmlos sind. Denken Sie daran, wenn Ihr Kopf mal wieder dröhnt!
- *Wussten Sie, dass das Wetter, das viele Menschen für Kopfschmerzen verantwortlich machen, nur selten wirklich die Ursache ist?*

Migräne – der unerträgliche Kopfschmerz
Bei der oben schon erwähnten Befragung von 2017 kam außerdem heraus, dass bei den Kopfschmerzpatienten 3,8 % der Männer und 10,9 % der Frauen regelmäßig unter Migräne litten. Migräne gehört unbedingt immer in die Hand erfahrener Therapeuten. Aber mit ihnen zusammen können Betroffene auch bei den Kräutern schauen, ob es da Möglichkeiten gibt, die ungeheure Pein zu verringern und die Schmerzmittel zu reduzieren. Dabei sind bei der Migräne vor allem prophylaktische Anwendungen sinnvoll, ein paar davon stellen wir in diesem Büchlein vor.

Für akute Zustände kommt man bei diesen schlimmen Schmerzen um Medikamente meist nicht herum. Aber auch hier gilt: Vielleicht können die Schmerzmittel mithilfe der Kräuter reduziert werden.

Denn es ist wirklich so, wie das Sprichwort sagt: Es ist gegen alles ein Kraut gewachsen!

Mentha

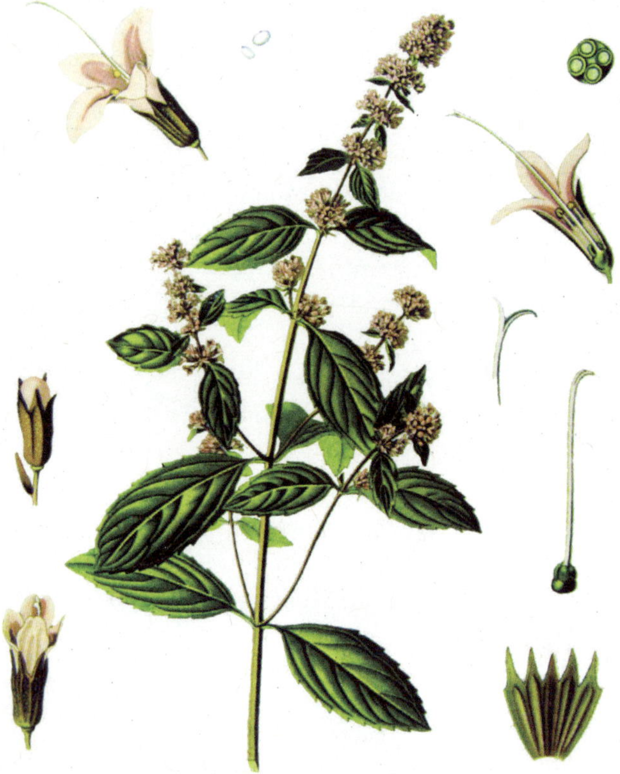

piperita

Pfefferminze

Minzen gibt es viele: Pfefferminze, Grüne Minze, Krause Minze, Nanaminze, Wasserminze, Polei-Minze, Ackerminze, Marokkanische Minze, Speerminze, Rossminze und noch viele mehr.

Etwa 30 Arten sollen es weltweit sein. Und sie sind hochvariabel, das heißt, sie sehen welche Anwendungen und welche Kräuter zu Ihnen passen. Das macht die Bestimmung recht schwierig. Allen Minzen gemeinsam ist natürlich das minzige Aroma – dennoch gibt es beachtenswerte Unterschiede.

Nur die Pfefferminze *(Mentha x piperita)* ist das echte Heilkraut. Nur die Zusammensetzung ihrer speziellen Inhaltsstoffe können beim Menschen die Gesundheit so unterstützen, wie es hier beschrieben wird.

»Wer alle Kräfte und Namen der Minzen aufzählen kann, ebenso gut sagen könnte, wie viele Funken der Ätna auswirft.«

Walahfrid Strabo (838 bis 849, Abt des Klosters Reichenau)

Vermutlich kommt die Pfefferminze aus Asien, wo sie durch spontane Kreuzung aus der Wasser-Minze und der Grünen Minze entstanden ist. Erst 1696 wurde die Pfefferminze in England zufällig entdeckt. Andere Minzarten sind schon länger bekannt, aber ärmer an Wirkstoffen, und sie können mehr Stoffe enthalten, die der Gesundheit nicht zuträglich sind.

Übrigens …

… im Mittelalter trugen die Menschen gerne Minzsträußchen um den Hals oder am Körper, um üble Gerüche zu „verduften". Auch ansteckende Krankheiten wollten sie damit vertreiben. Und damit lagen die Menschen völlig richtig: Minzöl kann gegen Bakterien und auch Viren wirksam sein.

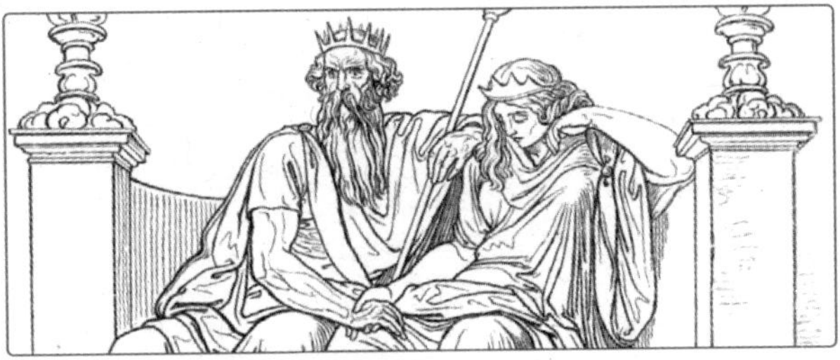

Wie die Minzen zu ihrem Namen kamen

Nach einer griechischen Sage war die Nymphe Minthe die Geliebte von Hades, dem Herrscher der Unterwelt. Als dessen Frau Persephone die Liebschaft entdeckte, wurde sie so wütend, dass sie Minthe in eine kriechende Schattenpflanze verwandelte, die mit Füßen getreten werden sollte. Hades konnte das Schicksal der armen Minthe nur noch abmildern, indem er ihr einen wohlriechenden und heilsamen Duft schenkte. Und so wurde Minthe zur Heilpflanze Minze, die ihren sagenhaften Duft überall verströmt, wenn sie berührt, geschnitten oder gar getreten wird.

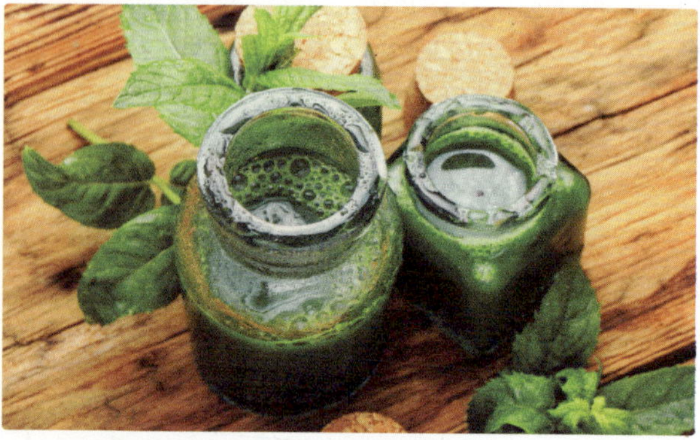

Schmerzbekämpfung mit der Pfefferminze

Die kühlende und krampflösende Wirkung der Pfefferminze kann die Weiterleitung des Schmerzes bremsen. Eine Anwendung von 10 %igem Pfefferminzöl soll nach wissenschaftlichen Aussagen bei Spannungskopfschmerzen in der Wirkung vergleichbar sein mit einem Gramm Paracetamol! Pfefferminze ist vielleicht sogar noch besser als das Schmerzmittel, weil sich ihre Wirkung schon nach 15 Minuten einstellt und etwa eine Stunde anhält. Kommen die Kopfschmerzen wieder, kann die Anwendung bis maximal viermal am Tag wiederholt werden. Unverdünnt sollte Pfefferminzöl nie angewendet werden. Bei 10 %igem Pfefferminzöl liegt die Höchstdosis für die innerliche Anwendung bei sechs bis zwölf Tropfen am Tag, äußerlich darf es etwas mehr sein. Die innerliche Anwendung bei Kopfschmerzen ist bei Pfefferminze jedoch nur in speziellen Fällen hilfreich, z. B. bei Kopfschmerzen aufgrund von Kiefer- oder Zahnproblemen.

Achtung!
Pfefferminzöl sollten Sie keinesfalls bei Säuglingen oder Kleinkindern im Gesicht oder zur Inhalation benutzen, da es bei den Kleinen durch das ätherische Öl zu einem Krampf der Stimmritze und damit schlimmstenfalls zu einem Atemstillstand kommen kann. Auch in der Schwangerschaft sollte jegliches Pfefferminz- und Minzöl gemieden werden, denn die Inhaltsstoffe können ein Zusammenziehen der

Gebärmutter auslösen. Eine Konsequenz daraus kann vor allem in den ersten drei Monaten eine Fehlgeburt sein! Eine allergische Reaktion auf Pfefferminze ist hingegen sehr selten. Allergiker können es bei Kopfschmerzen also einmal mit Pfefferminzöl versuchen.

Who is who?

Für die Anwendung als Heilkraut ist einzig und allein die Pfefferminze geeignet. Allerdings kann bei Kopfschmerzen auch mal die Ackerminze zum Einreiben der schmerzenden Bereiche benutzt werden, wenn das echte ätherische Öl nicht zur Verfügung steht. Beim echten Pfefferminzöl ist der Menthol-Gehalt höher, also kühlt es noch deutlich mehr und kann den Schmerz besser bekämpfen. Ansonsten unterscheiden sich die beiden Öle hinsichtlich der Inhaltsstoffe, daher sollte für alle anderen Anwendungen auf jeden Fall das (leider teurere) echte Pfefferminzöl von *Mentha x piperita* eingesetzt werden. Achten Sie beim Kauf

auf eine reine Qualität. Günstige ätherische Öle sind leider oft mit billigeren Ölen gestreckt und minderwertig. Ein feiner Unterschied, den man kennen sollte: Im Europäischen Arzneibuch heißt das ätherische Öl der Ackerminze „Minzöl", das der Pfefferminze hingegen „Pfefferminzöl". „Japanisches Heilpflanzenöl" ist dagegen eine ungeschützte Bezeichnung. Es kann daher neben Minzöl noch andere Öle enthalten.

Selbstversuch gefällig?
Zweifeln Sie an der schmerzstillenden Wirkung der Pfefferminze? Probieren Sie es aus: Zerreiben Sie ein paar Blättchen der Heilpflanze mit einem Finger auf einer kleinen Stelle am Arm und lassen Sie den Pflanzensaft einziehen. Streichen Sie dann mit einem anderen Finger über die eingeriebene Stelle und die umliegende Haut. Spüren Sie, dass die Empfindlichkeit an der behandelten Stelle reduziert ist? Alternativ versuchen Sie es einfach bei dem nächsten Anflug von Kopfschmerzen.

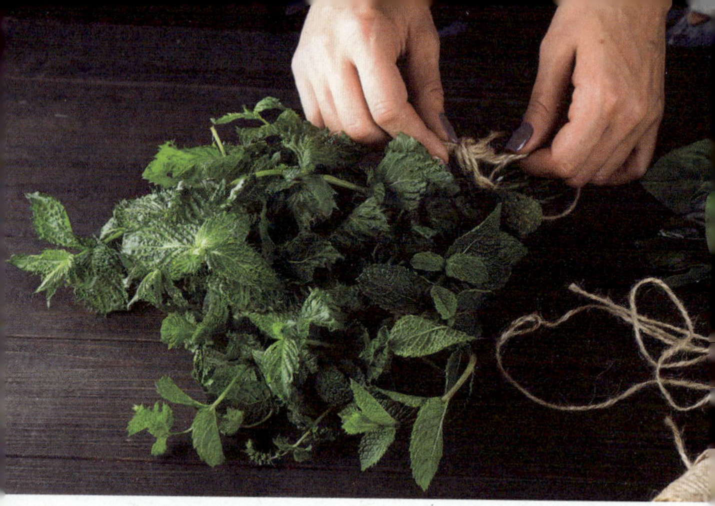

Pfefferminze für die eigene Ernte

Die echte Pfefferminze lässt sich bei uns wunderbar im Garten oder auf dem Balkon ziehen. Doch Vorsicht! Die Pfefferminze bildet viele Ausläufer im Boden und kann damit zur echten Plage werden. Ihre Nachbarpflanzen überwuchert sie schnell. Eine Wurzelbremse im Boden oder die Kultur allein im Topf kann das Problem lösen. Obwohl es oft anders erzählt wird, steht die Pfefferminze lieber im Halbschatten als in der vollen Sonne, und sie liebt einen feuchten Boden. Gießen Sie sie also öfter als viele andere Kräuter, die besser mit Trockenheit

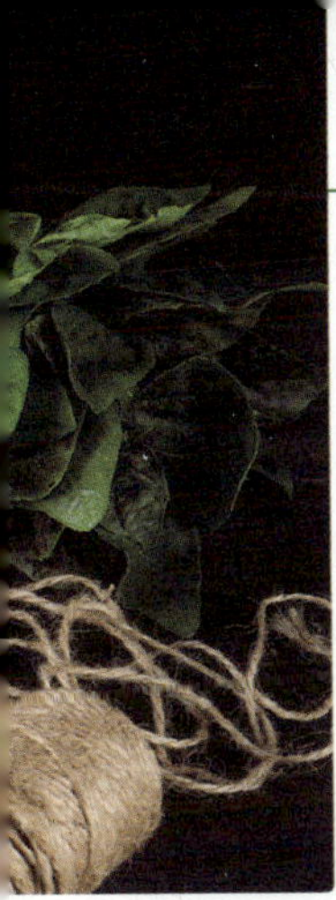

zurechtkommen. Eine weitere Besonderheit der echten Pfefferminze ist, dass sie steril ist, also keine Samen bilden kann. Blühen tut sie aber dennoch, meist von Mai bis September. Im Winter friert das Heilkraut ab und treibt im Frühjahr neu aus, die Pfefferminze ist also eine ausdauernde Pflanze. Ebenso treibt sie wieder neu aus, wenn eine „Radikalernte“ vorgenommen wurde, bei der alle Sprosse knapp über dem Boden abgeschnitten werden. Auf diese Weise kann es gelingen von der Pfefferminze zweimal pro Jahr zu ernten: im Frühsommer und im Herbst. So können Sie sich einen schönen Vorrat für alle Anwendungen im Winter anlegen. Optisch schöner ist es allerdings, Teilernten von einzelnen Stängeln, Blättchen und Triebspitzen durchzuführen. Egal welche Ernetart Sie bevorzugen, immer sollten Sie kurz vor der vollen Blüte bei trockenem Wetter und am besten zur Mittagszeit ernten, dann ist der Gehalt an ätherischem Öl am höchsten.

Pfefferminze anwenden

Die einfachste Art der Anwendung der schmerzhemmenden Pfefferminze ist es ein paar Blättchen vom Strauch zu zupfen und an die schmerzenden Stellen zu pressen oder das Blatt dort zu zerreiben. Damit sind Sie allerdings auf den Sommer beschränkt. Sicherer ist es also, vor allem für den Rest des Jahres, immer Pfefferminz-Zubereitungen im Haus und in der Handtasche zu haben.

Schmerz-lass-nach-Einreibungen

Man braucht

- 10 ml reines Pfefferminzöl
- 90 ml 40 %iges Ethanol

Beides miteinander vermischen und in ein braunes „Apothekerfläschchen" füllen.

Alternativ können Sie auch

- 10 ml reines Pfefferminzöl
- 90 ml eines Basisöls, z. B. das besonders hautfreundliche Jojobaöl, miteinander mi-

schen. Beide Mischungen kann man sich auch in einer Apotheke herstellen lassen. Sie helfen nachweislich gut bei migräneartigen Kopfschmerzen und Kopfschmerzen, die durch Bildschirmarbeit oder Müdigkeit hervorgerufen werden können. Dafür sollte das Öl auf die Schläfen, in die Nähe des Haaransatzes im Nacken und auf die Stirn aufgetragen werden. Bei Kopfschmerzen durch Nackenverspannungen kann Pfefferminzöl, neben der schmerzstillenden Wirkung, auch noch auf anderem Wege helfen: Das Auftragen des Öls im verspannten Nacken. Es kann daher neben Minzöl auch noch andere Öle enthalten. Das fördert die Lockerung der verkrampften Muskulatur, die den Schädel betreffen und damit den Kopfschmerz auslösen. Vorsichtig sollten Sie sein bei der Anwendung des Öls: Pfefferminzöl und seine aufsteigenden Stoffe dürfen nicht in die Augen kommen. Es reizt die Augen stark und kann zu einer Bindehautreizung führen. Nach dem Auftragen daher auch unbedingt die Hände gut waschen, damit Sie das Öl nicht unbeabsichtigt verteilen und später doch

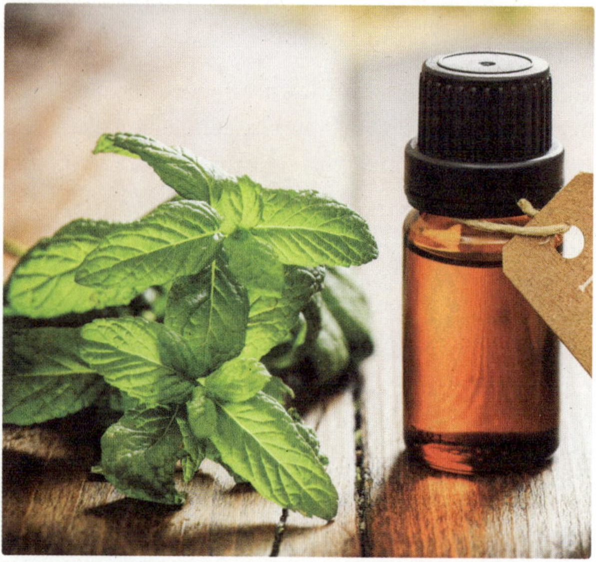

noch die Augen oder andere Schleimhäute damit in Kontakt kommen.
Sie können eine solche Schmerz-lass-nach-Behandlung noch intensivieren: Legen Sie dafür ein feuchtes Baumwolltuch für eine Viertelstunde in den Kühlschrank. In der Zwischenzeit zwei Tropfen des 10 %igen Pfefferminzöls auf Stirn, Nacken und Schläfen massieren und anschließend das kühle Tuch darauf legen, um den schmerzstillenden Kälteeinfluss zu unterstützen.

Pfefferminz-Tinktur

Man braucht

- 1 Handvoll frisches oder getrocknetes klein geschnittenes Pfefferminzkraut
- 40 %igen Alkohol (z. B. Wodka oder Doppelkorn)
- 1 Roll-on-Stift
- Vorratsglasfläschchen (braun)

Die Pfefferminz-Tinktur kann bei Kopfschmerzen in einem Roll-on-Stift genutzt werden. Auf diese Weise bekommen die Finger und die Hände nichts von dem Öl ab und müssen nicht nach jeder Anwendung gewaschen werden. Außerdem verbraucht man so viel weniger von der Flüssigkeit und – nicht zuletzt – ist die Anwendung unterwegs problemlos möglich: Einfach mit dem Roller die Tinktur auf die Stirn, die Schläfen oder auch in den Nacken auftragen – je nachdem, wo der Schmerz sitzt – fertig! Und solch ein kleiner Stift passt in jede Handtasche – sehr praktisch. Natürlich können Sie die Pfefferminz-Tinktur im

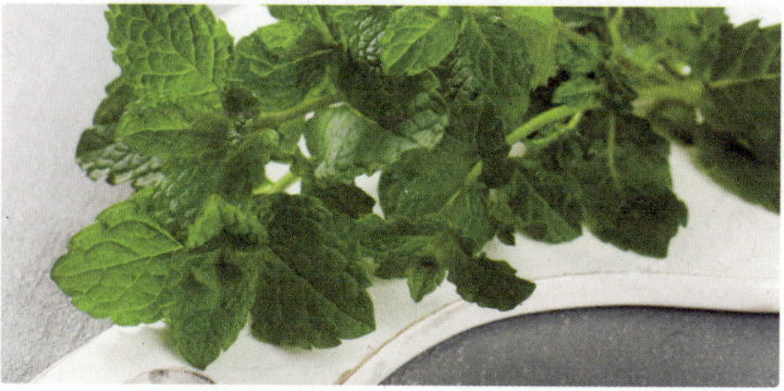

Roll-on-Stift auch allgemein zur Kühlung an heißen Tagen einsetzen. Zum Dauergebrauch ist die Tinktur allerdings nicht gedacht – wie alle Kräuteranwendungen.

Die Kräuter waschen, trocken tupfen, klein schneiden und in ein sauberes Marmeladenglas füllen. So viel Alkohol auf das Kraut geben, dass alles gut bedeckt ist. Auf die helle Fensterbank stellen und täglich schütteln. Nach drei bis vier Wochen durch einen Kaffeefilter abfiltern und in einen Roll-on-Stift einfüllen. Den Rest als Vorrat in dunkle Glasfläschchen abfüllen, entsprechend beschriften, ggf. auch mit Herstellungsdatum, denn die Tinktur ist etwa ein Jahr haltbar.

Pfefferminz-Salbe

Man braucht

- 50 ml Basisöl (z. B. Mandel- oder Olivenöl)
- 3 g Bienen- oder Carnaubawachs
- 2 g Sheabutter
- 2 ineinander passende, kleine Töpfe für ein Wasserbad
- evtl. 1 Glasstab oder Löffel zum Mischen
- 40 Tropfen reines, ätherisches Pfefferminzöl

Alternativ zum Roll-on-Stift können Sie sich auch eine feste Salbe mit Pfefferminzöl herstellen und bei Kopfschmerzen auf die Stirn, die Schläfen oder an den hinteren Haaransatz cremen. In den kleineren Topf das Basisöl und das Wachs einfüllen und ihn in den mit etwas Wasser gefüllten größeren Topf auf dem Herd stellen. Vorsichtig erwärmen (nicht kochen) bis das Wachs vollständig geschmolzen ist. Währenddessen durch leichtes Schwenken oder mithilfe des Glasstabes oder des Löffels, Öl

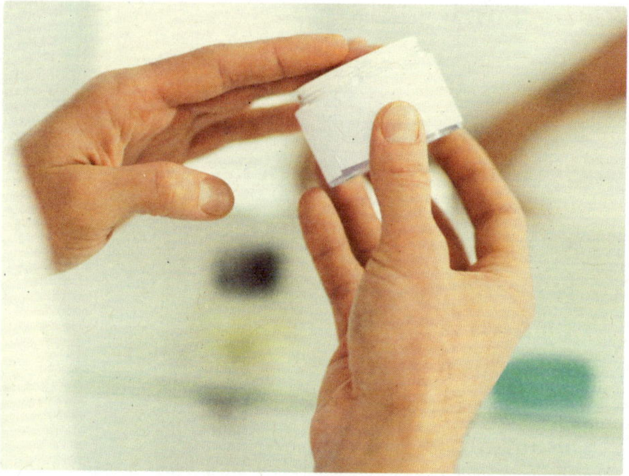

und Wachs vermischen. Dann die Sheabutter hinzufügen, schmelzen lassen und ebenso einmischen. Den kleinen Topf aus dem Wasserbad herausnehmen und abkühlen lassen. Den Glasstab oder Löffel in der öligen Flüssigkeit belassen und damit hin und wieder rühren bis eine sämige Konsistenz entsteht. Dann das Pfefferminzöl untermischen, in kleine Döschen abfüllen und bis zum vollständigen Erkalten mit einem Tuch bedecken, damit noch Feuchtigkeit entweichen kann. Ist die Salbe fest geworden, die Döschen verschließen und beschriften. Sind die Döschen klein genug, kann auch diese Salbe gut mitgenommen werden und bei Anflügen von Kopfschmerzen direkt unterwegs genutzt werden.

Inhalieren mit Pfefferminze

Man braucht

- 1 bis 2 Esslöffel getrocknete Pfefferminzblätter
- 1 Schüssel und 1 großes Handtuch oder einen Inhalator
- 1 Liter leicht kochendes Wasser

Pfefferminze wirkt bei Erkältungen zwar nicht direkt abschwellend auf die Schleimhaut, aber sie hilft, festsitzenden Schleim in den Nebenhöhlen zu lösen. So kann sie das damit zusammenhängende Druckgefühl und Schmerzen im Kopf lindern helfen. Sind die Kopfschmerzen also aufgrund einer Erkältung entstanden, kann ein Dampfbad hilfreich und lindernd sein. Die trockenen

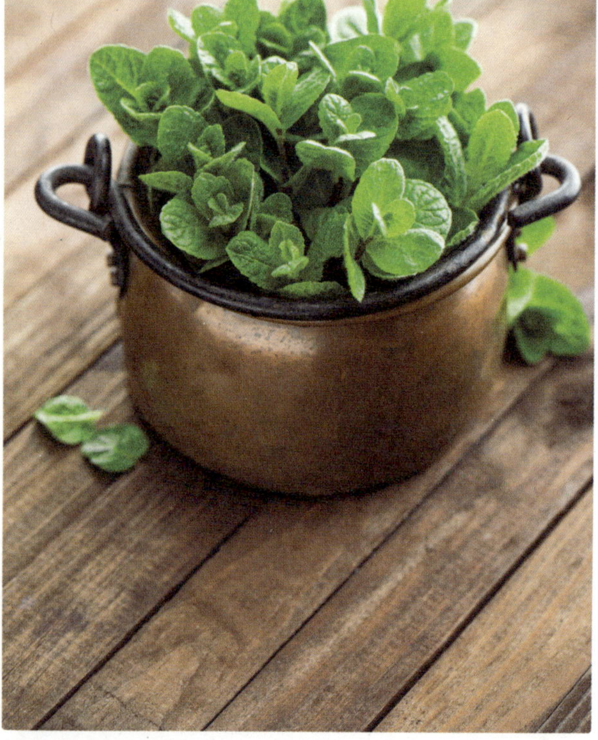

Blätter in die Schüssel füllen und mit dem Wasser überbrühen. Zum Inhalieren das Handtuch in den Nacken legen, den Kopf über die Schüssel halten und das Handtuch über den Kopf ziehen, sodass der Dampf unter dem Handtuch aufgefangen und eine Weile dort gehalten wird. Damit das aufsteigende ätherische Pfefferminzöl nicht in die Augen gerät bzw. die Haut zu sehr reizen kann, sollten die Hände das Gesicht recht und links von Mund und Nase bedecken. Wird ein Inhalator eingesetzt, wird weder das Handtuch noch dieser Schutz der Hände gebraucht, da er so geformt ist, dass nur Mund und Nase dem Dampf ausgesetzt sind. Mindestens fünf bis zehn Minuten den warmen Dampf einatmen. Danach mindestens eine Stunde auf dem Sofa oder im Bett zugedeckt ruhen, dabei den Kopf nicht auskühlen lassen, ggf. das Handtuch um den Kopf wickeln oder eine Mütze aufsetzen.

ACHTUNG! Ein Dampfbad mit Pfefferminz ist keinesfalls für Säuglinge, Kinder oder Schwangere geeignet!

Pfefferminz-Tee

Man braucht

- 1 Teelöffel getrocknete oder
  2 Teelöffel frische Pfefferminzblätter
- 250 ml siedendes Wasser

Wenn Ihre Kopfschmerzen von Übelkeit und Brechreiz begleitet sind, kann ein Pfefferminz-Tee für Sie hilfreich sein. Die Herstellung ist denkbar einfach. Übergießen Sie die Blätter mit dem siedenden Wasser und lassen Sie den Tee sieben bis zehn Minuten ziehen, danach abseihen, nach Wunsch süßen und direkt lauwarm trinken. Es ist keine gute Idee, Pfefferminz-Tee kurz vor dem Schlafengehen zu trinken, da die Heilwirkungen der Pflanze bei empfindlichen Menschen dazu führen können, dass sich der „Verschluss" zwischen Magen und Speiseröhre entspannt, dadurch kann es im Liegen dann leicht zu Sodbrennen kommen, was den Schlaf stören kann.

TIPP: Teebeutel sind praktisch. Machen Sie sich jedoch bewusst, dass vor allem die bil-

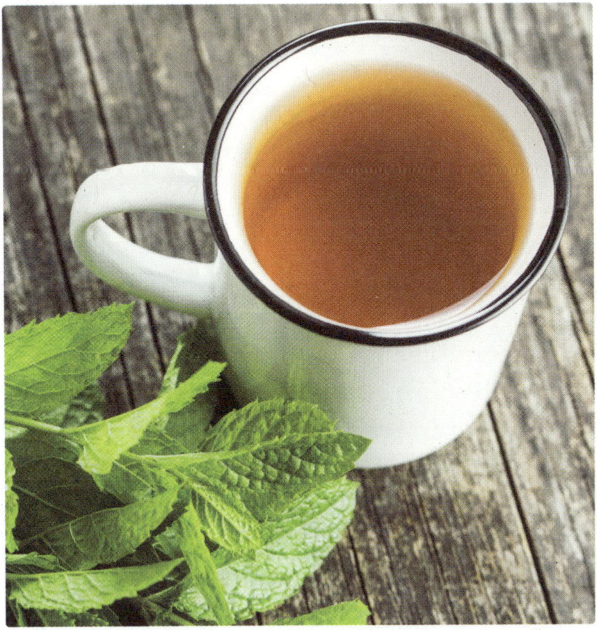

ligen Produkte keine hochwertigen Kräuter enthalten können. Meist ist da nur noch das drin, dass beim Verarbeiten für hochwertige Produkte übrig blieb und „zusammengefegt“ wurde. Kaufen Sie sich hochwertiges Pfefferminz-Kraut aus biologischem Anbau. Sie werden den Unterschied schmecken!

Pfefferminz-Bonbons

Man braucht

- 100 g Zucker
- 100 g Xylitol
- 20 Tropfen reines Pfefferminzöl (Menge nach Geschmack veränderbar)
- Backpapier

Auch Bonbons können hilfreich bei Kopfweh sein, insbesondere dann, wenn der Kopfschmerz mit dem Kiefer, den Zähnen oder mit verstopften Nebenhöhlen aufgrund einer Erkältung zu tun hat. Allerdings: Es sollte eben schon das echte ätherische Pfefferminzöl sein, das dafür eingesetzt wird. Gekaufte Bonbons enthalten eher Spearmint (Mentha spicata), die nicht so wirksam ist. So können Sie sich die Bonbons selbst machen: Die beiden Zuckerarten in einen Topf füllen und vorsichtig erwärmen bis sie sich vollständig verflüssigt haben, jedoch nicht karamellisieren. Den Topf vom Herd nehmen und das Pfefferminzöl unter Rühren einträufeln. Sofort

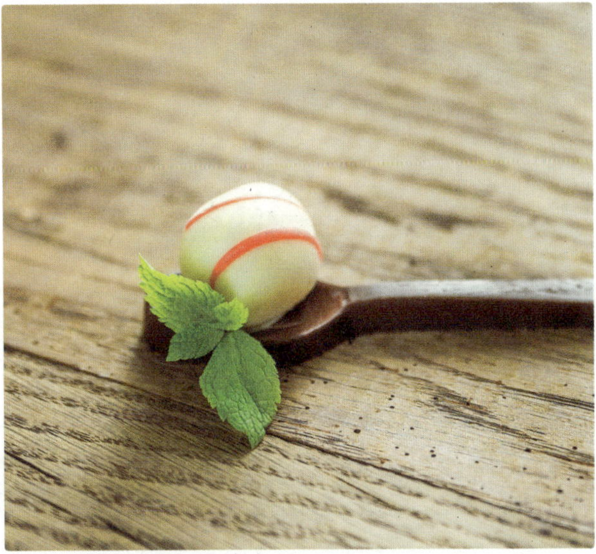

kleine Tropfen auf das Backpapier geben und dort erkalten lassen.
Diese Bonbons sind sehr intensiv im Geschmack. Sie sind keine Süßigkeit, sondern ein natürliches Heilmittel. Bewahren Sie sie in einem fest verschlossenen Glas im Dunkeln auf und nutzen Sie sie nur, wenn bei Ihnen Kopfschmerzen oder eine Erkältung vorliegen.

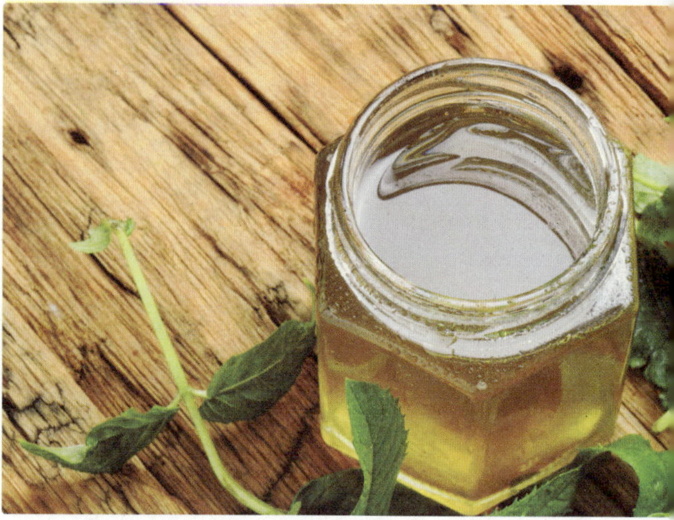

Die Pfefferminze in der Küche

Der Anwendung der Pfefferminze in der Küche sind kaum Grenzen gesetzt. Sie macht sich im Salat-Dressing gut, passt zu Fleisch, lässt sich in erfrischenden Getränken und auch Smoothies nutzen und hat natürlich unangefochten ihren Platz in vielen Cocktails. Noch Anregungen gefällig? Hier sind ein paar:

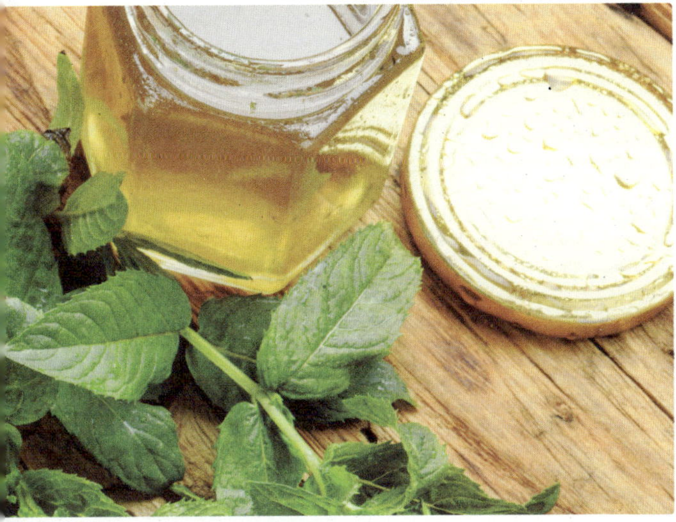

Pfefferminz-Gelee

Man braucht

- ½ Liter noch heißen Pfefferminztee
- 4 bis 8 Pfefferminz-Blättchen
- evtl. noch 2 bis 4 Tropfen Pfefferminzöl
- 5 Teelöffel Honig, Zucker oder Xylit
- 5 Beutel gemahlene Gelatine, alternativ 1 knapper Teelöffel Agar-Agar
- etwas Wasser

Lösen Sie das Geliermittel nach Anleitung (ggf. in Wasser) auf und lassen Sie es quellen. Währenddessen das Süßmittel im Tee auflösen und die Pfefferminz-Blättchen klein schneiden. Dann das Geliermittel nach Anleitung des Herstellers in den Tee geben und diesen nochmals erwärmen bis sich alles vollständig gelöst hat. Unter Rühren etwas abkühlen lassen. Erst dann geben Sie die klein geschnittenen Blättchen und ggf. das Öl hinzu und rühren alles gut durch. Dann füllen Sie die Flüssigkeit in ein Gefäß, sodass sie darin etwa ein bis maximal zwei Zentimeter hoch steht. Weiter abkühlen lassen und das Gefäß schließlich für mindestens zwei Stunden in den Kühlschrank stellen. Sie können das Gelee dann ganz nach Lust und Laune in kleine Rauten oder Würfel schneiden oder mit Ausstecherchen andere Formen herstellen und direkt servieren z. B. zusammen mit einem Dessert oder mit Eis.

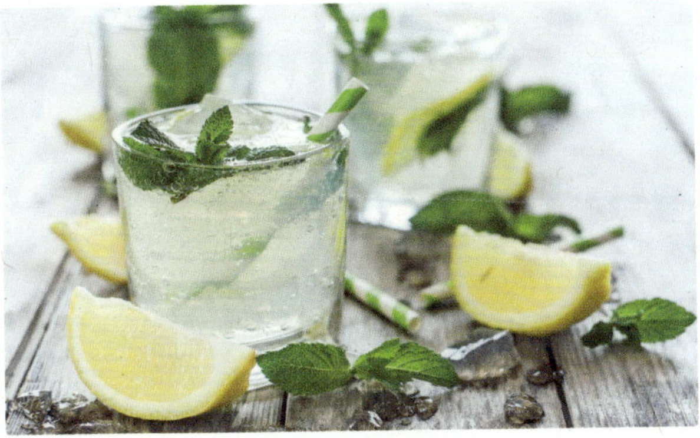

Alkoholfreier Minz-Cocktail

Man braucht

- 1 etwa 1,5 cm x 1,5 cm großes Stück Ingwer
- 2 etwa 20 cm lange Sprosse Pfefferminze
- 1 unbehandelte Zitrone
- 1 Liter Wasser
- evtl. Eiswürfel

Jeder kennt den Mojito, bei dem im Glas ein Zweiglein Minze steht. Wahrscheinlich ist es meist die Nanaminze – wir wissen es

nicht. Machen Sie es besser! Wer öfter unter Kopfschmerzen leidet, sollte Alkohol tunlichst meiden, kann sich aber dennoch ein alkoholfreies Pfefferminz-Getränk herstellen. Bei Kopfschmerzen ist es meist gut, viel zu trinken, da kommt dieser Cocktail gerade recht. Die Mengen der Zutaten können natürlich je nach Wunsch und Geschmack variiert werden.
Waschen Sie die Zitrone und teilen Sie sie in zwei Hälften. Die eine Hälfte pressen Sie aus und füllen den Saft mitsamt den Fruchtfasern in eine große Glaskaraffe. Dann schälen Sie den Ingwer, reiben ihn fein und geben ihn zu dem Zitronensaft. Die zweite Hälfte der Zitrone schneiden Sie in dünne Scheiben, auch diese kommen in die Glaskaraffe. Füllen Sie nun mit dem Wasser auf, rühren Sie gut um und stecken Sie zum Schluss die Pfefferminz-Stängel als Ganzes hinein. Wer es kräftig minzig haben möchte, sollte die Blättchen vom Stängel getrennt und klein geschnitten dazugeben. Eine Stunde durchziehen lassen und – nach Wunsch mit Eiswürfeln gekühlt – trinken.

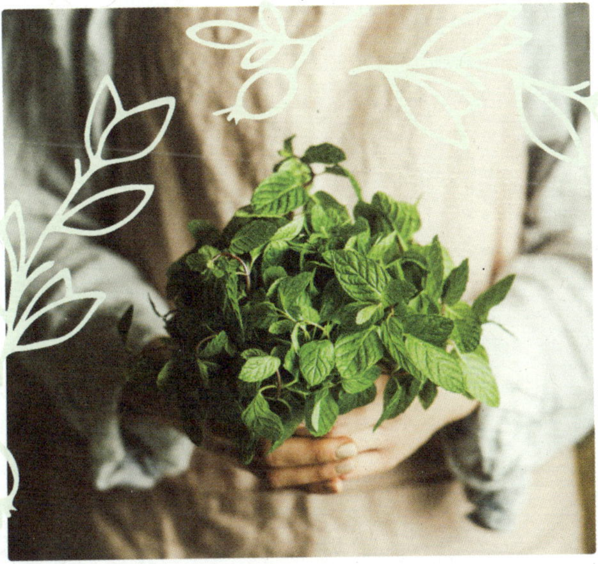

Besuchen Sie doch einmal ...

... ein Pfefferminz-Museum: Westlich von München in dem kleinen Ort Eichenau finden Sie es. Es zeigt allerlei zu dem Heilkraut und zum früheren Anbau der Arznei-Pfefferminze in der Region. Die Eichenauer hatten dort sogar ihre eigene Sorte, die besonders gut an den dortigen Moorboden angepasst war.

Filipendula

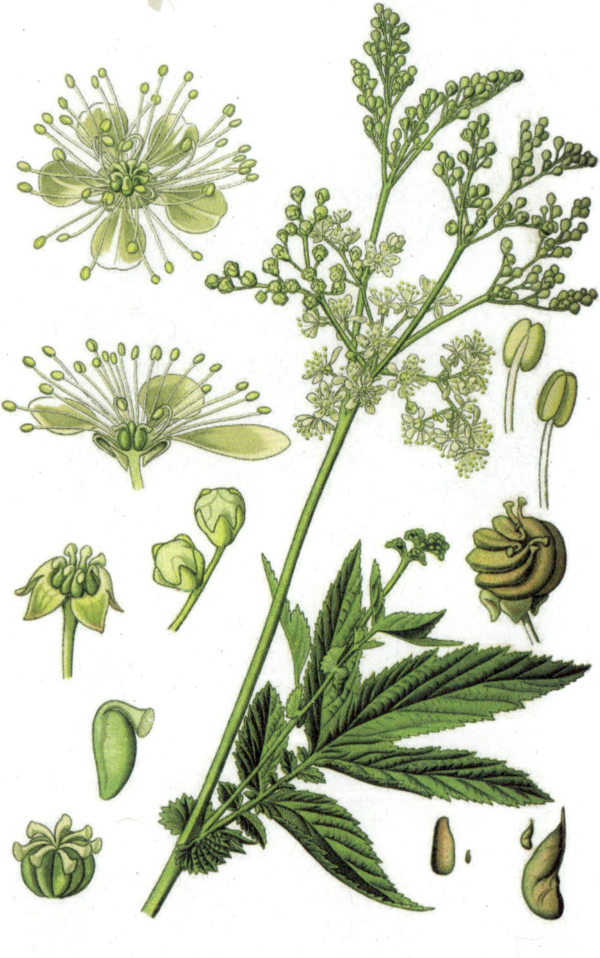

ulmaria

Echtes Mädesüß

Obwohl es so klingt, hat Mädesüß nichts mit dem Mädel zu tun. Dieser Wortteil kommt wohl eher von der Nutzung seiner Blüten zum Aromatisieren des Honigweines Met in früheren Zeiten. Lässt man die Blüten leicht anwelken, kommt ein süßlicher Duft wie eine Mischung aus Marzipan, Vanille und Bittermandel hervor. Noch heute werden Mädesüß-Blüten deshalb in der Parfümherstellung genutzt. Der Duft ist es sicher auch gewesen, warum Mädesüß so gern in Hochzeitskränze eingearbeitet wurde und dem Brautpaar Glück für das gemeinsame Leben bringen sollte. Auch Bienenstöcke wurden mit seinen Blüten abgerieben, um die Bienen durch den Duft beim Stock zu halten und den Ertrag zu steigern, also in diesem Fall, um dem Imker Glück zu bringen.

Filipendula

»Wiesenkönigin ward sie
vor Alters genannt.«

Ludwig Bechstein (Apotheker, 1801-1860)

Oder der Name Mädesüß kommt von Mahd, weil die Pflanze früher zur Zeit des Mähens blühte und ihr süßlicher Duft den Menschen beim Zusammenrechen des Heus kräftig in die Nase stieg.

Andere Namen für das Mädesüß sind Metsüße, Wiesenkönigin, Spierstaude, Geißbart, Krampfkraut oder Wilder Flieder.

Den wissenschaftlichen Namen *Filipendula ulmaria* hat die Heilpflanze dagegen bekommen, weil ihre direkte Verwandtschaft (das Knollige Madesüß) an langen Fäden (= filum) herunterhängende (= pendulus) Wurzelknollen hat und die Blätter des echten Mädesüß an Ulmenblätter erinnern.

ulmaria

Mädesüß im Garten

Mädesüß ist für den Garten nicht so gut geeignet. Denn die Pflanze liebt das Wasser und wächst auf feuchten, moorigen Wiesen oder an Bachufern. Trockenheit macht ihr den Garaus. Dennoch mag sie die Sonne, aber bitte mit gut feuchten Füßen! Sonst will sie lieber in den Halbschatten. Nur wer solche Verhältnisse im Garten bieten kann, wird diese ausdauernde Pflanze lange bei sich halten können. Ernten können Sie dann die Blüten, Knospen und Blätter zwischen Juni und August. Dabei achten Sie bitte auf Bienen und andere (Stech-)Insekten, die sich gern in den wolkigen Blütendolden verstecken. Am besten schneiden Sie die hochstehenden Blüten weiter unten ab und lassen den Tierchen damit die Möglichkeit zur Flucht, ohne dass Sie beide Schmerzen leiden müssen.

Mädesüß anwenden

Mädesüß ist bekannt für seine gute Wirkung bei Druckkopfschmerzen, in der Frühphase einer Migräne, bei dem typischen „Kater"-Kopfschmerz und bei Grippe, bei der es zusätzlich zu seinen schmerzstillenden Eigenschaften auch fiebersenkend und schweißtreibend wirkt.

Die ganze Mädesüß-Pflanze enthält Salicylaldehyd. Sie erkennen es schon, es handelt sich um eine verwandte Substanz der Acetylsalicylsäure, dem bekannten Schmerzmittel. Und tatsächlich wurde das erste Medikament mit diesem Wirkstoff 1897 nach der Spierstaude benannt: „A" wie Acetyl, „Spir" wie Spierstaude und „In" wie Inhaltststoff standen für den heute noch wichtigen Markennamen Pate.

Wie viel Madesüßkraut der Wirkung einer Tablette entspricht, ist nicht genau zu sagen, da der Gehalt je nach Standort, Boden und Wetterbedingungen des Krautes variiert. Er-

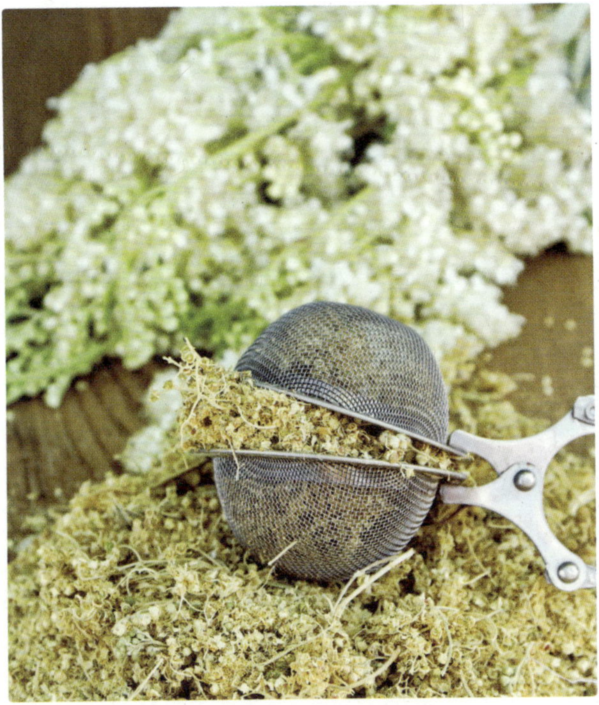

fahrungsgemäß reichen bei Kopfschmerzen ein bis zwei Tassen eines Madesüß-Tees aus, um eine merkliche Besserung der Symptome zu erreichen. Probieren Sie aus, wie das Heilkraut bei Ihnen wirkt!

Filipendula

Mädesüß-Tee – pur

Man braucht

- ½ Teelöffel Blüten oder 1 Teelöffel Kraut (Blüten mit Blättern)
- 200 ml heißes, nicht mehr kochendes Wasser (70°C)

Die Pflanzenteile mit dem Wasser aufgießen, sieben Minuten ziehen lassen und direkt trinken. Der Tee wirkt etwas verzögert innerhalb von einer halben bis einer Stunde schmerzlindernd.
Trinken Sie vom Mädesüß-Tee jedoch nicht mehr als zwei Tassen am Tag, sonst könnte Ihnen davon übel werden. Konkret heißt das, es sollten höchstens drei Gramm Blüten oder vier bis fünf Gramm Kraut pro Tag sein, die Sie für alle innerlichen Anwendungen zusammen nutzen.

ulmaria

Mädesüß-Teemix I

Man braucht

- ½ Teelöffel Mädesüß-Blüten oder 1 Teelöffel Mädesüß-Kraut (Blüten mit Blättern)
- ½ Teelöffel Lindenblüten
- 200 ml heißes, nicht mehr kochendes Wasser (70°C)

Wenn Ihnen der reine Mädesüß-Tee zu „medizinisch" schmeckt, können Sie alternativ folgende Mischung ausprobieren. Sie ist besonders geeignet bei Kopfschmerzen, die gerne bei einer Grippe auftreten. Die Pflanzenteile mit dem Wasser aufgießen, sieben Minuten ziehen lassen und sofort trinken, damit der Tee nicht kalt wird. Auch von diesem Tee sollten es höchstens zwei Tassen am Tag sein.

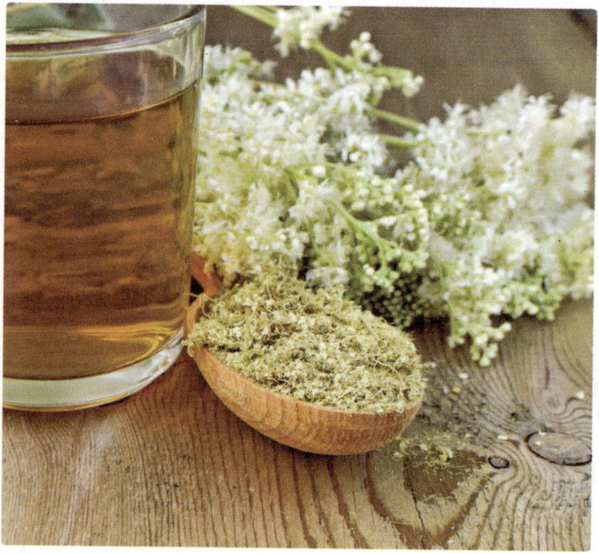

Mädesüß-Teemix II

Man braucht

- ½ Teelöffel Mädesüß-Blüten oder 1 Teelöffel Mädesüß-Kraut (Blüten mit Blättern)
- ½ Teelöffel Orangenblüten
- 200 ml heißes, nicht mehr kochendes Wasser (70°C)

Eine weitere Alternative, die den Mädesüß-Tee geschmacklich schön aufwertet, ist diese: Die Pflanzenteile mit dem Wasser aufgießen, sieben Minuten ziehen lassen und direkt trinken. Auch hier nur zwei Tassen pro Tag.

ACHTUNG! Wenden Sie Mädesüß nicht während der Schwangerschaft oder in der Stillzeit an. Auch Asthmatiker sollten dieses Heilkraut meiden. Wer empfindlich oder allergisch auf Salicylate („ASS-Unverträglichkeit") reagiert oder andere Schmerzmittel einnimmt, sollte ebenso auf diese Heilpflanze verzichten.

Gut zu wissen ist, dass Mädesüß-Zubereitungen – anders als chemische Schmerzmittel – auch bei längerfristiger Einnahme nicht zu Magenproblemen führen. Denn die schmerzstillenden Substanzen entstehen erst in der Leber und können daher den Magen nicht angreifen. Außerdem enthält die Pflanze Gerb- und Schleimstoffe, die den Magen schützen.

Mädesüß-Teemix III

Man braucht

- 30 g getrocknete Mädesüßblüten
- 10 g getrocknete Baldrianwurzel
- 10 g getrocknete Lavendelblüten
- 10 g getrocknete Melissenblätter

Von dieser Mischung nehmen Sie

- 1 Esslöffel Teemischung
- 250 ml heißes, nicht mehr kochendes Wasser (70°C)

Dies ist eine besonders wirksame Teemischung für die Frühphase der Migräne auf Basis von Mädesüß. Gießen Sie das Wasser über die Kräuter, lassen Sie den Tee zehn bis 15 Minuten ziehen, seihen Sie ihn ab und trinken ihn bevor er kalt wird. Auch bei diesem Tee nicht mehr als zwei Tassen pro Tag trinken.

Tee-Kompresse

Mit der eben beschriebenen Teemischung können Sie auch eine Kompresse tränken und zur Verstärkung der Wirkung auf die Stirn legen. Bei den Kompressen müssen Sie nicht darauf achten, wie viel Kraut Sie nutzen. Die oben genannte Begrenzung gilt nicht für die äußerliche Anwendung.

Mädesüß-Tinktur

Man braucht

- 1 großes Marmeladenglas
- 4 Dolden Mädesüßknospen oder aufgeblühte Blüten
- 40 %igen Alkohol z. B. Wodka oder Doppelkorn nach Bedarf

Wer anstatt Tee lieber eine Tinktur zu sich nehmen möchte, stellt diese folgendermaßen her: Die Blüten und die Knospen zupfen Sie von den Stängeln und geben sie in das Marmeladenglas. Dann übergießen Sie

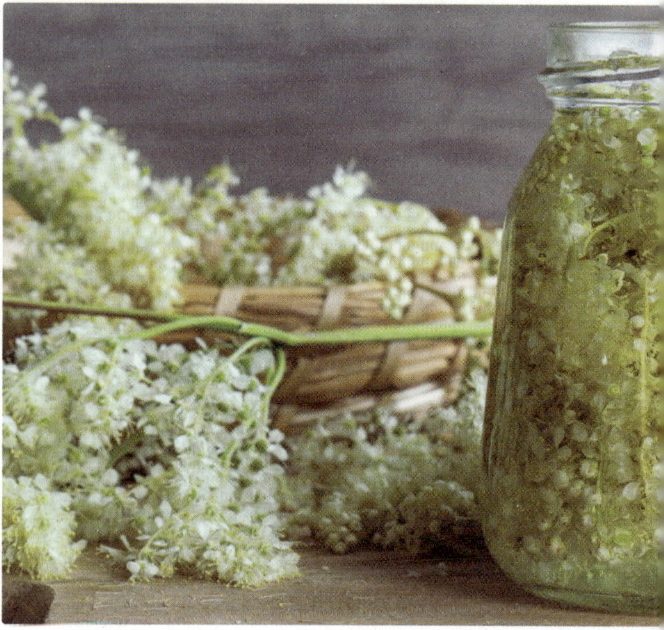

die Blüten mit so viel Alkohol, dass die Blüten gerade bedeckt sind. Lassen Sie das Gemisch drei bis vier Wochen ziehen, schütteln Sie es in der Zeit ab und an auf. Schließlich filtern Sie die Blüten durch einen Kaffeefilter ab und füllen die fertige Tinktur in dunkle, beschriftete Tropfflaschen. Bei

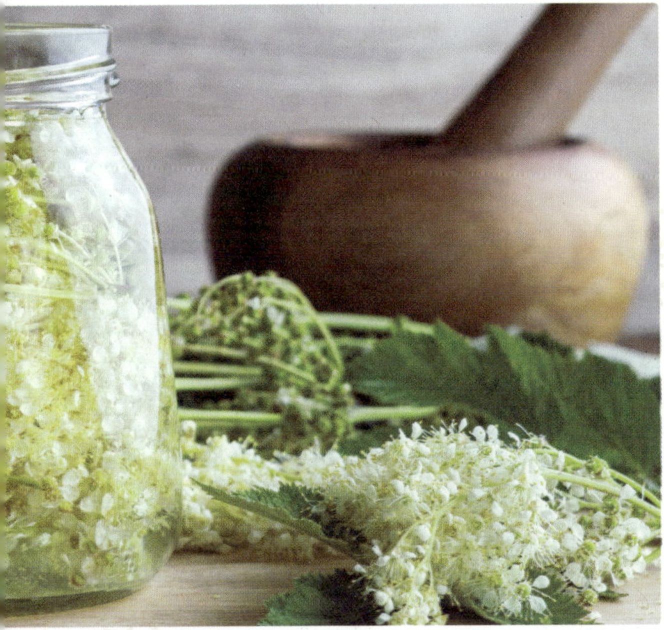

Kopfschmerzen nehmen Sie davon dreimal täglich vor dem Essen fünf Tropfen pur oder in Wasser verdünnt ein. Reicht die Wirkung nicht aus, kann die Dosis auf dreimal 15 Tropfen am Tag erhöht werden. Wer die Tinktur nicht selbst herstellen möchte, bekommt sie auch in der Apotheke zu kaufen.

Anti-Kater-Morgentrunk

Man braucht

- 1 Scheibe Ingwer (regt an, macht wach)
- 1 Esslöffel Pfefferminzblätter (beruhigt den Magen)
- 1 Esslöffel Mädesüßblüten (schmerzlindernd)
- 500 ml heißes, nicht mehr kochendes Wasser (70°C)
- 1 Esslöffel Honig
- 1 Zitrone

Gegen Kater hilft es natürlich am besten, Alkohol zu meiden. Wenn es aber doch dazu gekommen ist, dann hilft Ihnen dieser Tee, um wieder auf die Beine zu kommen. Die Pflanzenteile mit dem Wasser übergießen und sieben bis zehn Minuten ziehen lassen. Die Zitrone auspressen und nach dem Abseihen zusammen mit dem Honig in den Tee geben, gut umrühren und langsam trinken. Wenn Sie abends nach alkoholhaltiger Geselligkeit schon ahnen, was Ihnen der folgende Morgen bescheren wird, dann können

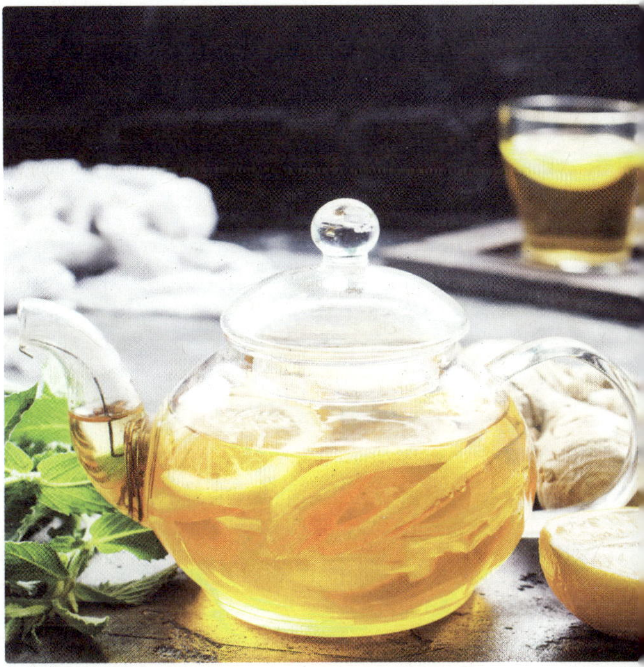

Sie den Tee auch bereits am Abend herstellen, inklusive des Zitronensaftes und der Süße, und ihn morgens kalt trinken. Denken Sie aber daran, den Tee über Nacht abzudecken, damit möglichst viele der wichtigen Inhaltsstoffe erhalten bleiben.

Mädesüß in der Küche

Lässt man über Nacht einen Teelöffel Blüten in 250 ml Sahne ziehen, geht der Mandel-Vanille-Geschmack in die Sahne über, was sehr gut zu (Apfel-)Kuchen passt. Die Blüten eignen sich auch zum Aromatisieren von Süßspeisen, Marmeladen, Likören oder Limonaden. Ein schönes Beispiel:

Mädesüß-Blütensirup

Man braucht

- 100 g frische oder 75 g getrocknete Mädesüß-Blütendolden
- 1 Liter Wasser
- 1 kg Zucker
- 15 g Zitronensäure
- 2 kleine unbehandelte Zitronen
- mehrere kleine, ausgekochte Flaschen zum Abfüllen

Diesen alkoholfreien Likör mag ganz sicher, wer gerne Amaretto trinkt. Schneiden Sie die beiden Zitronen in kleine Stücke und kochen Sie sie mit dem Wasser, dem Zucker, der Zitronensäure und den Zitronenstückchen auf. Dabei bitte gut rühren, bis sich der Zucker vollständig aufgelöst hat. Nach etwas Abkühlen geben Sie die Blüten in den Sud und lassen sie 15 Minuten darin ziehen. Durch ein Tuch abfiltrieren, die Flüssigkeit nochmals kurz aufkochen und in saubere, ausgekochten Flaschen abfüllen. Beschriften Sie die Flaschen mit dem Herstellungs- oder Haltbarkeitsdatum. Der Sirup hält sich etwa ein Jahr, also genauso lange bis es wieder frische Mädesüß-Pflanzen gibt. Allerdings ... meist hält er sich eben nicht so lang, denn er wird lange vorher schon ausgetrunken. Denn er passt gut als Durstlöscher zu Mineralwasser, in Sekt oder zum Verfeinern von Nachspeisen und Sorbets.

Dieser „Likör" ist nicht zur Linderung von Kopfschmerzen gedacht, sondern nur als eine ausgesprochen verführerische, kulinarische Variante des besonderen Aromas des Mädesüß.

Tanacetum

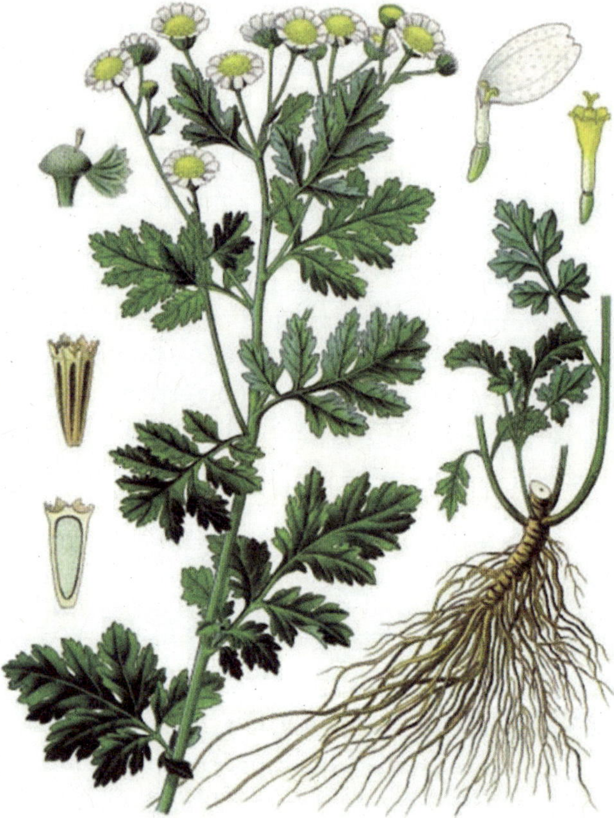

parthenium

Mutterkraut

Mutterkraut ist als Heilpflanze in Deutschland völlig in Vergessenheit geraten, zu Unrecht! Mutterkraut - aufgrund ihres Aussehens auch Römische, Falsche, Knopf- oder Mutterkamille genannt - war schon im Altertum eine geschätzte Heilpflanze gegen Frauenkrankheiten. Im achten Jahrhundert ordnete Karl der Große an, Mutterkraut in allen Gärten anzubauen, was die Bedeutung der Pflanze für die Menschen damals unterstreicht. Später kannte auch Hildegard von Bingen das Kraut noch gut, sie nannte es allerdings „Metra". Danach verliert sich die heilkräftige Bedeutung des Mutterkrautes immer mehr - gleichzeitig wurde sie als Zierpflanze in vielen Varietäten bekannt. Doch Mutterkraut hatte sich schon aus den alten Klostergärten des Mittelalters befreit und in der Wildnis bestanden. Man findet sie noch heute bei uns wild, sie breitet sich aber auch in unseren Gärten gerne aus. Behandeln Sie sie mit Respekt – es ist eine große Heilpflanze, nicht nur, aber besonders gegen Kopfschmerzen und Migräne! Ihre Wirkung ist inzwischen mehrfach durch wissenschaftliche Untersuchungen bestätigt worden.

»Beim schlimmsten Kopfschmerz übersteigt dieses Kraut alles, was man sonst kennt.«

John Hill (britischer Apotheker, 1716-1775)

Tanacetum parthenium, der wissenschaftliche Name des Mutterkrautes, weist auf noch eine andere Nutzung der Pflanze in früheren Zeiten hin. „Parthénos" ist griechisch und bedeutet „Jungfrau": Das Kraut wurde für Abtreibungen eingesetzt und auf diese Weise, zumindest nach außen hin, der Jungfrauen-Status erhalten ... Es wurde darüber hinaus benutzt, um die Geburt und die Nachgeburt zu vereinfachen oder einzulei-

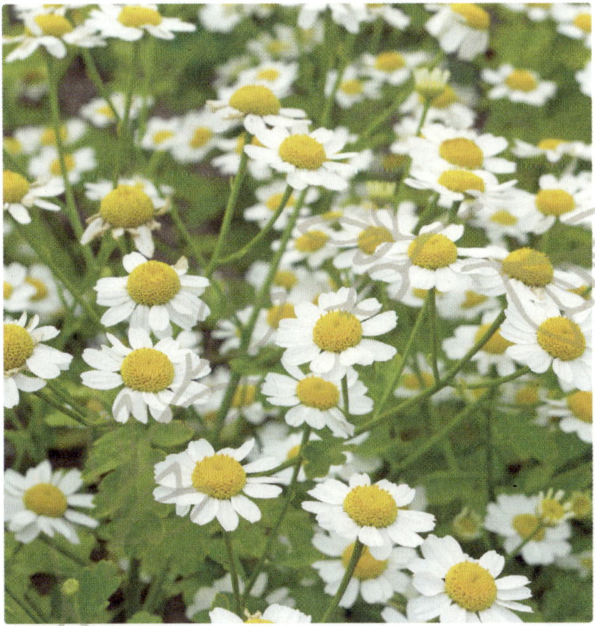

ten. Die Falsche Kamille galt auch als hervorragendes Kraut in den Wechseljahren und bei Menstruationsbeschwerden. Daneben kann sie Fieber, Entzündungen und mehr bekämpfen helfen – was die Engländer schon lange wissen, dort heißt das Mutterkraut nämlich „Feverfew".

ACHTUNG MUTTERKRAUT!

Grundsätzlich ist Mutterkraut sehr gut verträglich, es sind nur wenige Nebenwirkungen bei ihrer Anwendung bekannt. Doch die abtreibende Wirkung ist der Grund dafür, dass Schwangere, Stillende und kleine Kinder Mutterkraut keinesfalls nutzen sollten. Darüber hinaus sollten Menschen, die allergisch auf Chrysanthemen, Schafgarben oder andere Korbblütler reagieren, sehr vorsichtig vorgehen oder besser auf ein anderes Kraut ausweichen, da von Mutterkraut bekannt ist, dass es Allergien auslösen kann. Wer eine Reaktion bei der Einnahme oder schon bei Hautkontakt mit dem Mutterkraut an sich beobachtet, sollte es nicht als Heilpflanze nutzen!

Und noch etwas: Mutterkraut enthält Inhaltsstoffe, die die Blutgerinnung verlangsamen können. Wenn Sie also aus Krankheitsgründen bereits Blutverdünner einnehmen, sollten Sie vor einer Anwendung des Mutterkrautes unbedingt mit Ihren behandelnden Ärzten sprechen.

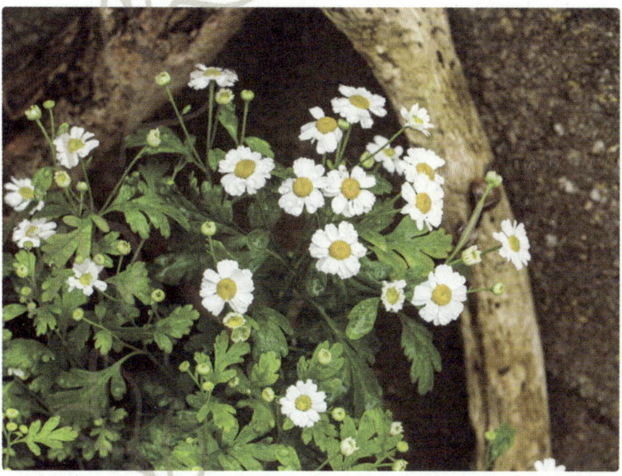

Mutterkraut im Garten

Inzwischen ist Mutterkraut auch als Heilpflanze wieder für den eigenen Anbau zu bekommen. Sie wächst problemlos auf nährstoffreichen und -armen Böden, in Sonne oder Halbschatten und braucht keine besondere Pflege. Sie wird 30 bis 80 cm hoch, blüht von Juni bis September und kommt als Staude jedes Jahr wieder. Außerdem versamt sie sich gut, Sie werden also immer wieder neue Pflanzen haben.

Der Duft des Mutterkrautes ist stark und gewöhnungsbedürftig. Das merkt man besonders, wenn man sie sich als Schnittblume in die Vase holt, in der sie sich lange hält.

Die Pflanze beernten können Sie von Juni bis August, pflücken Sie dafür unverholzte Blütentriebe und kleine Blättchen des Krautes ab. Ihr Erntegut kann dann entweder direkt frisch genutzt oder rasch im Dunklen ausgebreitet getrocknet werden. Später sollten Sie die trockenen Pflanzenteile in gut schließenden Gläsern im Dunklen aufbewahren, damit Ihnen nur möglichst wenig Inhaltsstoffe verloren gehen können. Wenn Sie keinen Garten haben oder sich die Arbeit sparen möchten, können Sie Mutterkraut auch als getrocknete Teeware in der Apotheke kaufen.

Tanacetum

Die Anwendung von Mutterkraut

Bei Migräne und bei immer wiederkehrenden Kopfschmerzen ist Mutterkraut ein Mittel, das vor allem langfristig wirkt. Durch die tägliche Einnahme des Krautes über einen längeren Zeitraum hinweg, zeigten sich in Studien deutliche Verringerungen der Anfallshäufigkeit und der Intensität der Schmerzen. Auch die quälenden Begleiterscheinungen der Migräne wie Schwindel, Übelkeit und Erbrechen wurden gemildert oder verschwanden sogar ganz. Besonders gut wirkte Mutterkraut bei hormonell bedingten Kopfschmerzen, die bei den betroffenen Frauen immer wieder in einer bestimmten Zyklusphase auftreten, oft während oder kurz vor der Menstruation.

parthenium

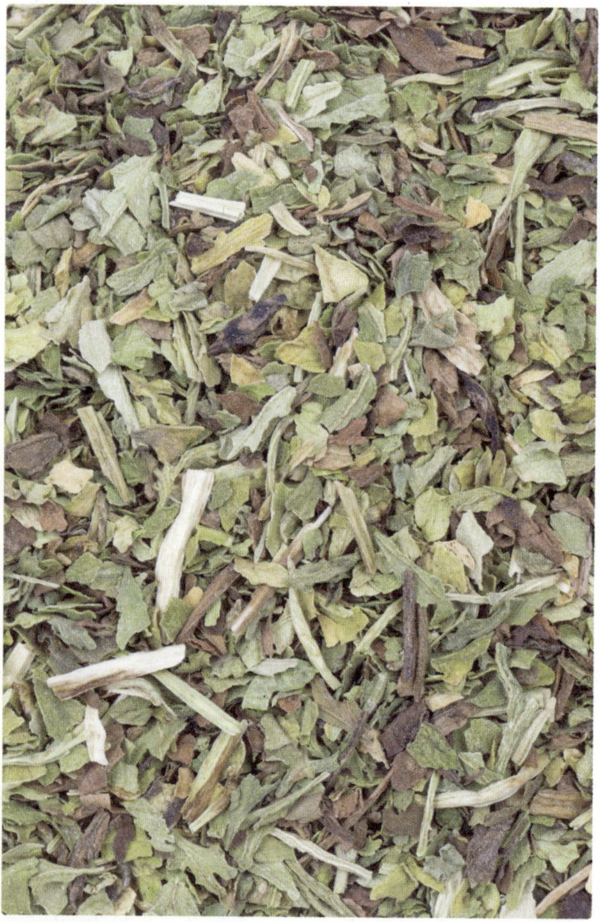

Mutterkraut-Tee

Man braucht

- 1 Teelöffel getrocknetes Kraut
- 250 ml siedendes Wasser

Tee ist in den meisten Fällen die einfachste Methode, bestimmte Wirkstoffe eines Krautes zu bekommen. Das Kraut mit dem Wasser überbrühen, sieben Minuten ziehen lassen, dann abseihen. Den Tee trinken Sie am besten vor einer Mahlzeit auf leeren Magen. Als Tee-Kur können Sie von dem Kraut vier bis sechs Wochen lang täglich dreimal eine Tasse trinken. Danach sollten Sie vier Wochen Pause machen und wieder erneut mit einer neuen Kur starten.

Auch als Akut-Maßnahme bei beginnender Migräne kann man es mit dem Mutterkraut-Tee versuchen, dafür drei Tassen dieses Tees recht zügig hintereinander trinken. Mehr als drei Tassen Mutterkraut-Tee sollten Sie an einem Tag nicht trinken.

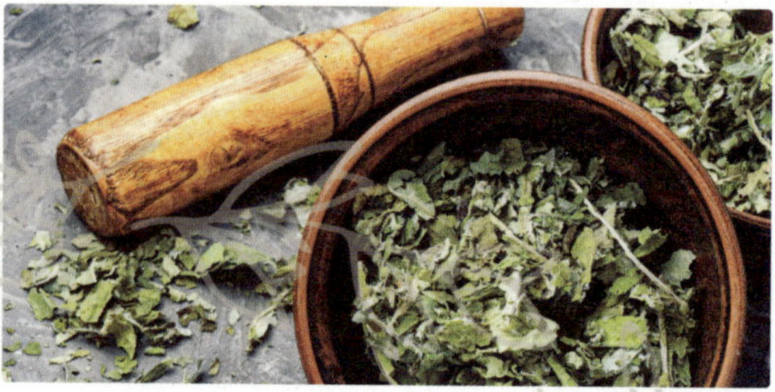

Mutterkraut-Pulver

Man braucht
- 1 gehäufte Messerspitze Mutterkraut-Pulver
- 1 Teelöffel Honig
- 1 weiteren Teelöffel

Da nicht alle Wirkstoffe des Krautes in einen Tee übergehen, kann es besser sein, dass Sie ein Pulver aus dem getrocknetem Kraut herstellen und es einnehmen.
Dafür zerkleinern Sie das Kraut zwischen den Fingern oder in einem Mörser. Das Mutterkraut-Pulver auf den Honig streuen, mit dem zweiten Teelöffel in den Honig ein-

rühren und das Gemisch gründlich von beiden Löffeln ablecken. Nehmen Sie die Mischung dreimal täglich zu sich.
Eine Kur mit dem Pulver sollte vier Wochen dauern, dann vier Wochen pausieren und erneut vier Wochen einnehmen.
Alternativ gibt es inzwischen auch die Möglichkeit Mutterkraut-Pulver in Kapseln als Nahrungsergänzung zu kaufen. Fragen Sie in Ihrer Apotheke danach oder suchen Sie sich einen seriösen Anbieter im Internet.

Essen Sie Mutterkraut!

Man braucht
- 1 bis 2 frische, junge Blätter in etwa so groß wie eine Euromünze

Garantiert alle Inhaltsstoffe des hilfreichen Krautes bekommen Sie, wenn Sie Mutterkraut im Sommer täglich frisch essen. Je nachdem, wie Sie den Geschmack der Blättchen finden, können Sie sie z. B. in eine Ihrer Salatportionen mischen, alleine oder zusammen mit Herzhaftem oder Süßem auf ein Brot legen oder klein geschnitten kurz vor dem Essen über das noch warme Gemüse streuen. Es ist auch möglich, dass Sie die Blättchen pflücken und direkt kauen. Die Blätter schmecken aromatisch, herb und recht bitter, aber daran kann man sich gut gewöhnen. Und wenn sich Verbesserungen bei Migräne oder Kopfschmerzen einstellen, nimmt man die Blättchen sowieso gern zu sich, egal wie sie schmecken!

Auch bei dieser Anwendung sollten Sie die frischen Blättchen einen Monat lang täglich essen, dann einen Monat pausieren und dies zweimal wiederholen, danach sechs Monate Pause einlegen und von vorne beginnen. Anders ausgedrückt: Sie essen im Frühling und Sommer dreimal einen Monat lang täglich zwei Mutterkraut-Blättchen, wobei Sie dazwischen immer einen Monat mit der Einnahme pausieren. Danach sechs Monate Einnahme-Pause, dann wieder damit beginnen. Wenn Sie es gut planen, können Sie immer von Ihren

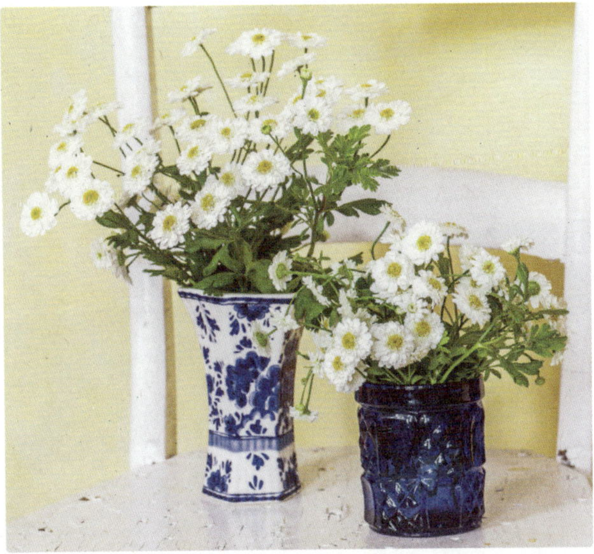

frischen Pflanzen aus dem Garten essen. Diese Anwendungsempfehlung ist aus England bekannt, dort ist das Mutterkraut in der Volksheilkunde erhalten geblieben. Sollten Sie nach dem Essen der Blätter eine ungewöhnliche Reaktion im Mund spüren, vielleicht ein Brennen oder Jucken, dann sollten Sie die Einnahme sofort beenden und auch nicht wieder damit beginnen.

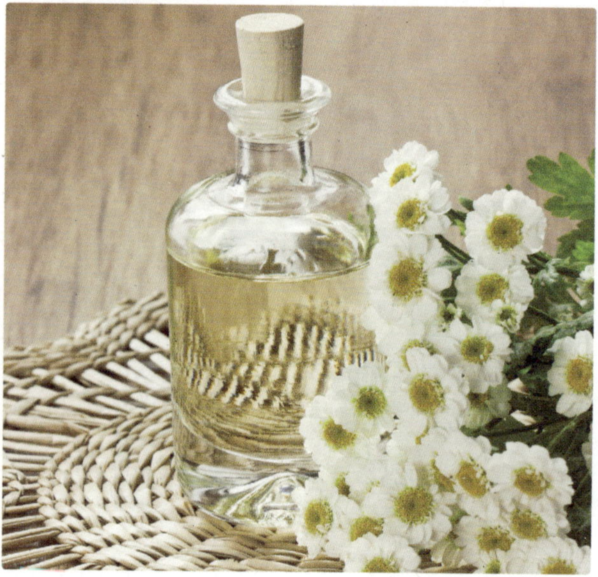

Mutterkraut-Tinktur

Man braucht

- 1 großes Marmeladenglas
- frisches, klein geschnittenes Kraut mit Blüten
- 40 %iger Alkohol, z. B. Wodka oder Doppelkorn

Eine Kur mit einem alkoholischen Auszug aus dem Mutterkraut ist ebenso möglich. Das Glas füllen Sie zu 2/3 mit dem klein geschnittenen Pflanzenmaterial, gießen mit dem Alkohol auf, sodass das Kraut gut bedeckt und das Glas voll ist. Das Glas verschließen und vier Wochen an einem warmen, dunklen Ort stehen lassen, in der Zeit ab und an schütteln. Danach seihen Sie die Pflanzenstücke durch einen Papierkaffeefilter ab und füllen die fertige Tinktur in dunkle, beschriftete Tropfflaschen ab. Von dieser Tinktur einen Monat lang dreimal täglich 20 Tropfen einnehmen, dann einen Monat pausieren und erneut einen Monat lang dreimal täglich 20 Tropfen einnehmen. Danach erneut eine einmonatige Pause und anschließend einen dritten Monat die Einnahme wiederholen. Entsprechend der Frischblatt-Methode dann sechs Monate ohne Einnahme und wieder von vorne beginnen. Über diese Tinktur ist es möglich, dass Sie sich von den Jahreszeiten lösen und auch im Winter eine Anti-Migräne-Kur machen können.

Fertigarznei

Eine als Medikament zugelassene Fertigarznei mit Mutterkraut gibt es in Deutschland nicht, aber in der Schweiz und in England findet man solche Mittel, die meist einen Extrakt der Pflanze enthalten. Die Produkte sollten Sie dann nach Herstellerangaben einnehmen.

Tanacetum

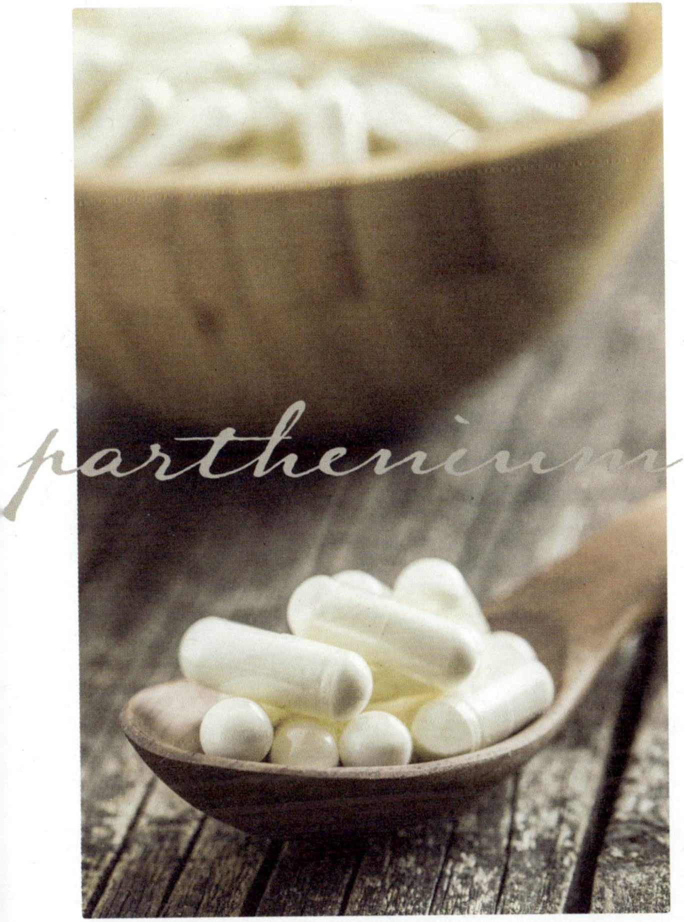
parthenium

Hypericum

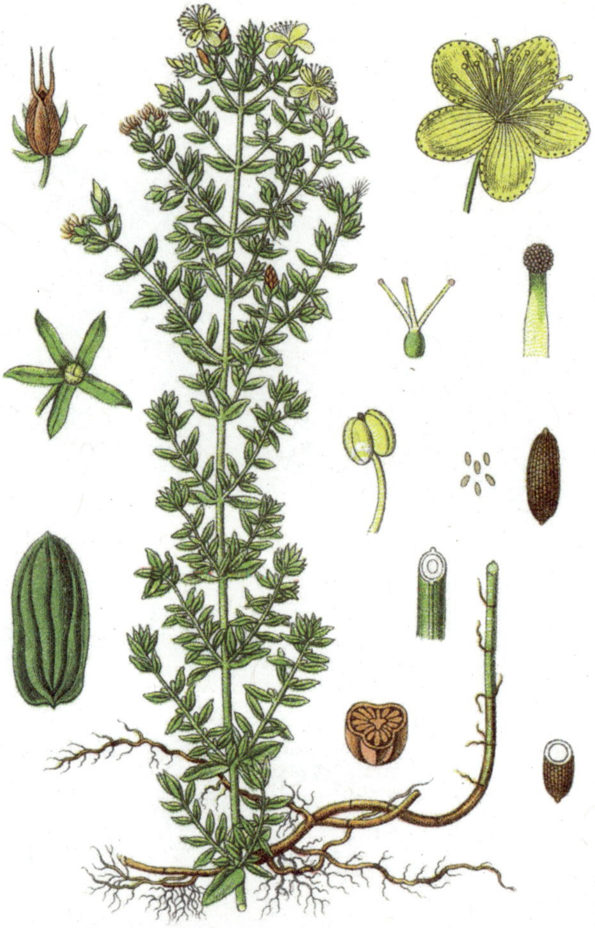

perforatum

Echtes Johanniskraut

Johanniskraut hat die Menschen schon seit jeher besonders angesprochen. Seine kräftig gelb glänzenden Blütenblätter erinnern an die Sonne, genau wie die bis zu hundert strahlenförmig herausstehenden Staubfäden der Blüte an unseren großen, wärmenden Himmelskörper denken lassen.

Aufgrund dieser Ähnlichkeiten trug man früher zur Sonnenwendfeier Kränze aus dem blühenden Kraut: Das Licht hatte an diesem längsten Tag des Jahres das Dunkel besiegt. So stellten die Menschen mit den Kränzen für sich eine besondere Verbindung mit den Lichtkräften her. Die Blütezeit des Johanniskrautes beginnt Ende Juni, daher kommt auch die Bezeichnung „Sonnenwendkraut“. Das zeigt, dass die Pflanze wohl schon in vorchristlicher Zeit gut bekannt war.

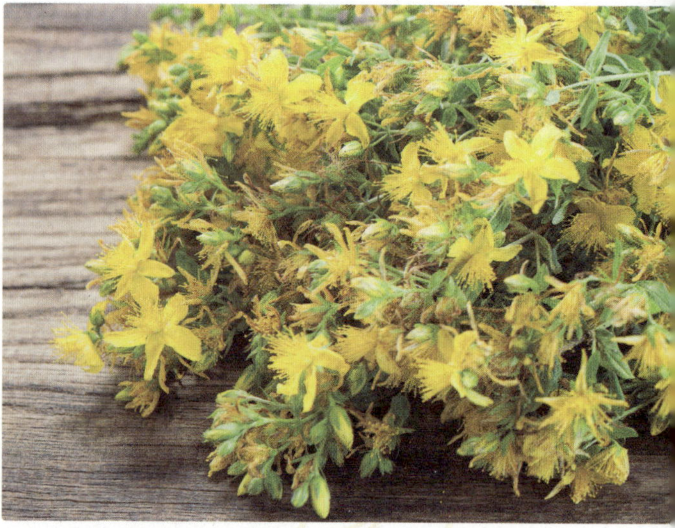

Der heute gebräuchliche Name „Johanniskraut“ geht dagegen auf die christlich geprägte Geschichte von Johannes, dem Täufer, zurück. Johannes sollte gefangen genommen werden und seine Verfolger hatten seine Tür mit einem grünen Zweig gekennzeichnet. Dieser Zweig erblühte über Nacht hellgelb und schützte Johannes dadurch, denn das vereinbarte Zeichen war nicht mehr erkennbar. Seither soll die Pflanze nach ihrem

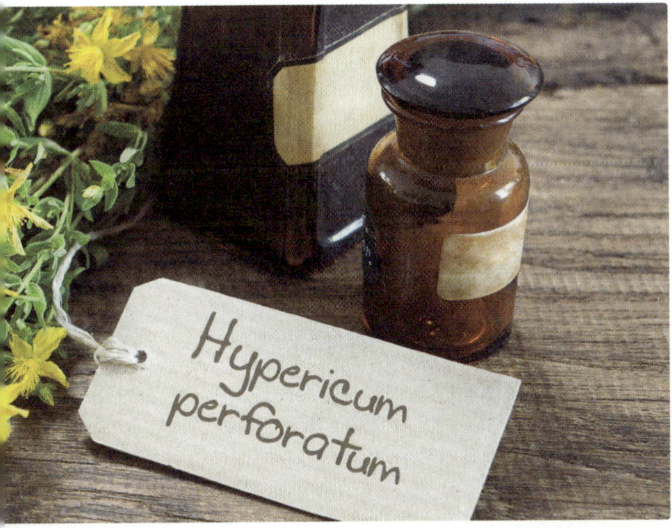

Schützling heißen. Später wurde Johannes aber dennoch gefangen und hingerichtet. Sein Blut soll seitdem in den Blüten des Heilkrautes fließen: Zerreiben Sie einmal eine von den wunderschönen Blüten zwischen den Fingern, es tritt eine blutrote und stark färbende Flüssigkeit aus. So heißt das Kraut heute Johanniskraut, Blutkraut oder sogar Johannisblut oder Herrgottsblut.

Der wissenschaftliche Name für das Echte Johanniskraut lautet *Hypericum perforatum*. Seine Bedeutung geht dabei im ersten Namensteil vermutlich darauf zurück, dass das Kraut im Volksglauben gegen Hexen, Teufel und Blitzschlag helfen sollte. Auch Paracelsus beschrieb seine Hauptanwendungsgebiete als Kraut gegen böse Geister. So wird vermutet, dass *Hypericum* eine Zusammensetzung aus den griechischen Wörtern „hyper" (über) und „eikona" (Heiligenbild) ist, da blühende Zweige des Johanniskrautes früher über Götterdarstellungen gehängt wurden, um böse Geister abzuhalten.
Im zweiten Namensteil wird auf eine Eigenart der Blätter des Echten Johanniskrautes Bezug genommen: Hält man sie gegen das Licht, sehen sie aus wie perforiert. Tatsächlich ist das, was wie Löcher aussieht, mit lichtdurchlässigem Öl gefüllt. Das hat dem Kraut auch noch den Namen Tüpfeljohanniskraut eingebracht.Früher machten die Menschen den Teufel für die Löcher verant-

Hypericum

wortlich: Er habe auf das Johanniskraut geschossen, weil er sich so sehr darüber ärgerte, dass die Pflanze die Menschen glücklich machen kann. Für diese antidepressive und stimmungsaufhellende Wirkung ist Johanniskraut besonders bekannt. Doch seine heilsamen Wirkungen gehen darüber hinaus: Äußerlich angewendet wirkt es entspannend auf die Muskulatur. Damit kann es bei Kopfschmerzen helfen, die durch einen verspannten Nacken entstehen. Das gilt auch für solche Kopfschmerzen, die sich nach heftigen und unerwarteten Bewegungen des Halses ergeben können, dem sogenannten Schleudertrauma. Die Einnahme von Johanniskraut hilft jedoch nicht gegen Kopfweh.

»Johanniskraut ist von nicht geringer Wichtigkeit und wirkt im Inneren des Körpers, wie nach außen.« *Sebastian Kneipp*

perforatum

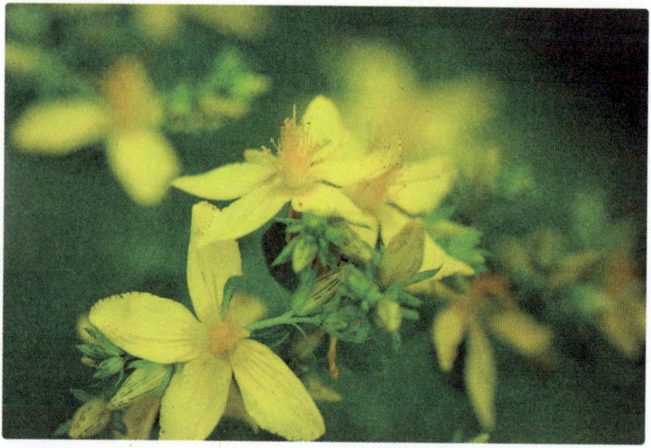

Johanniskraut im Garten ernten

Johanniskraut kann auf im Garten gezogen werden. Kaufen Sie sich dafür eine Pflanze, die mit dem wissenschaftlichen Namen Hypericum perforatum bezeichnet ist. Denn das Johanniskraut hat viele Verwandte, die ihm ähnlich sehen. Achten Sie beim Kauf auch darauf, ob die Blätter die Öl-Perforation aufweisen, dann können Sie sicher sein, dass Sie das richtige Johanniskraut bekommen. Ernten Sie von Ihrer Pflanze optimalerweise wenn zwei bis drei Tage sonniges und trockenes Wetter war, am besten in der Zeit um den Johannistag, also dem 24. Juni, herum. Verarbeiten Sie das frische Kraut sofort. Getrocknet ist es nur für einen Tee geeignet, für die Anwendung bei Kopfschmerzen ist das trockene Kraut nutzlos.

Johanniskrautöl = Rotöl

Man braucht

- 2 Handvoll frische Blüten und Knospen
- 1 großes Glas mit Schraubverschluss
- natives, hochwertiges kaltgepresstes, ungeröstetes Sesamöl oder Olivenöl
- 2 Teelöffel 70 %igen Ethanol

Das sogenannte Rotöl wird bei Kopfschmerzen eingesetzt, die von einem verspannten und schmerzenden Nacken- und Schulterbereich herrühren. Es lindert Muskelschmerzen und -verhärtungen und wirkt damit positiv auf die Kopfschmerzen ein. Für das Rotöl werden Blüten des Johanniskrautes in ein Basisöl eingelegt und in die Sonne gestellt.

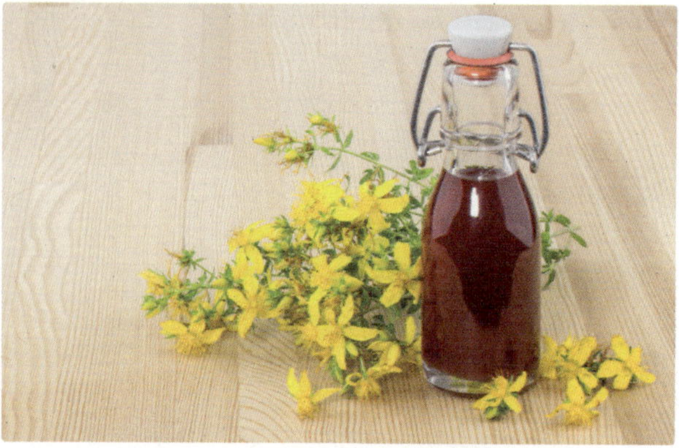

Die Inhaltsstoffe der Blüten gehen durch diese Mazeration in das Öl über. Sie können sich das Öl recht leicht selbst herstellen: Die Blüten und Knospen einen halben Tag im Halbschatten anwelken lassen, im Mörser oder mit einer Löffel auf einem Teller leicht anquetschen und in das Glas füllen. Mit dem Öl aufgießen bis alle Pflanzenteile gut bedeckt sind. Dann den Alkohol hinzufügen, das Glas verschließen und einmal gut schütteln. Mindestens sechs Wochen in der Sonne stehen lassen und dabei jeden zweiten Tag nochmals schütteln. Das Öl färbt sich im Laufe der Zeit braun-rot. Nach der Mazeration die Blütenteile durch ein feines Sieb oder ein Tuch abfiltern. Dabei den trüben Bodensatz, der oft entsteht, entsorgen und nicht mit abfiltrieren. Das Rotöl in dunkle Flaschen füllen, beschriften und kühl lagern. Die Haltbarkeit beträgt etwa ein Jahr. Man kann also bei der darauffolgenden Blüte das nächste Öl herstellen. Wenn Sie sich Rotöl nicht selbst mazerisieren möchten, können Sie es auch in jeder Apotheke kaufen.

Rotöl-Kompressen

Erwärmen Sie für die Ölkompresse eine kleine Menge Rotöl leicht (ca. 37 bis 40 °C), 20 bis 40 Tropfen des Öls auf ein angewärmtes Tuch geben und auf die verspannten Muskelpartien legen. Mit einem zusätzlichen Tuch bedecken und ein erwärmtes Körnerkissen oder eine frisch gefüllte, warme

perforatum

(nicht heiße!) Wärmflasche darauf platzieren Die Wärmezufuhr unterstützt die Wirkung. Das getränkte Tuch kann auf der entsprechenden Stelle so lange bleiben, wie es als angenehm empfunden wird, auch den ganzen Tag.

ACHTUNG! Die äußerliche Anwendung von Rotöl führt entgegen früherer Annahmen nicht zur Lichtempfindlichkeit (Photosensibilisierung). Diese ist als Nebenwirkung des Johanniskrautes bei innerlicher Anwendung bekannt. Es kann aber bei entsprechend empfindlichen Menschen im Sonnenlicht zu Schwellungen und sonnenbrandähnlichen Hautreaktionen an der Anwendungsstelle kommen. Seien Sie daher auch bei der äußerlichen Anwendung vorsichtig mit Sonnenlicht. Machen Sie mindestens 14 Tage nach einer solchen Anwendung keine Sonnenbäder und besuchen Sie kein Solarium.

Muskelentspannungsöl

Man braucht
- 100 ml Rotöl
- 25 Tropfen ätherisches Nelkenöl
- 25 Tropfen ätherisches Thymianöl
- 20 Tropfen ätherisches Rosmarinöl

Die warme Rotöl-Kompresse ist eine passive Anwendung. Wenn Sie es lieber mögen, die verspannten Muskelpartien zu massieren (oder massiert zu werden - viel schöner!), können Sie die Wirkung der Massage mit dieser Öl-Mischung unterstützen. Massieren Sie dafür das Öl mehrmals täglich in die verspannte Nackenmuskulatur ein. Anschließend Hände waschen, da die eingesetzen ätherischen Öle durchblutungsfördernd wirken und keinesfalls in die Augen oder auf Schleimhäute geraten sollten. Bitte dieses Massageöl nicht während der Schwangerschaft nutzen. Bluthochdruck-Patienten sollten das Rosmarinöl weglassen oder durch ätherisches Wacholder- oder Kiefernöl ersetzen.

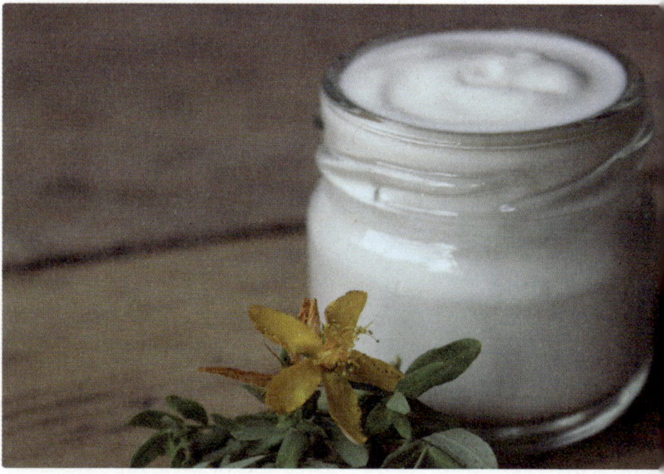

Johannis-Salbe

Man braucht

- 40 ml Rotöl
- 4 g Lanolin
- 3 g Bienenwachs
- 70 Tropfen ätherische Öle nach Wunsch, z. B. von Nelke, Lavendel, Rosmarin, Salbei, Kiefer, Thymian, Wachholder
- 2 kleine Töpfe für ein Wasserbad
- mehrere kleine Salbendöschen

Hypericum

Diese Salbe auf Basis von Johanniskraut-Rotöl kann Ihnen dabei helfen, Ihre verspannte Muskulatur zu lockern. Lanolin und Bienenwachs mit dem Rotöl im Wasserbad langsam schmelzen und etwas abkühlen lassen. Anschließend die ätherischen Öle einrühren und das Gemisch direkt in Salbendöschen abfüllen. Die offenen Döschen mit einem Tuch bedecken und abkühlen lassen, damit noch Feuchtigkeit verdampfen kann. Erst nach dem vollständigen Abkühlen verschließen und beschriften. Die Salbe ist ungefähr ein Jahr haltbar.

perforatum

Massieren Sie die Salbe sparsam in die verspannten Muskelpartien ein. Die Salbe nicht während einer Schwangerschaft verwenden und bei Bluthochdruck bitte kein Rosmarinöl in die Salbe einrühren.

Hypericum

Johannis-Vollbad

Man braucht

- 1 Becher Sahne
- 50 ml Rotöl
- 20 Tropfen ätherisches Lavendel- oder Melissenöl

Wenn Sie bei Kopfschmerzen das Bedürfnis nach Wärme haben, können Sie ein Vollbad mit Echtem Johanniskraut machen. Lassen Sie zuerst das Badewasser ein. Die Temperatur sollte zwischen 37 und 40 °C liegen. Dann alle Zutaten miteinander gut vermischen, langsam in das Badewasser geben und dabei gut verteilen. Ihre Badedauer sollte bei zehn bis 15 Minuten liegen. Sollten sich Ihre Kopfschmerzen dabei verstärken, das Bad sofort abbrechen.

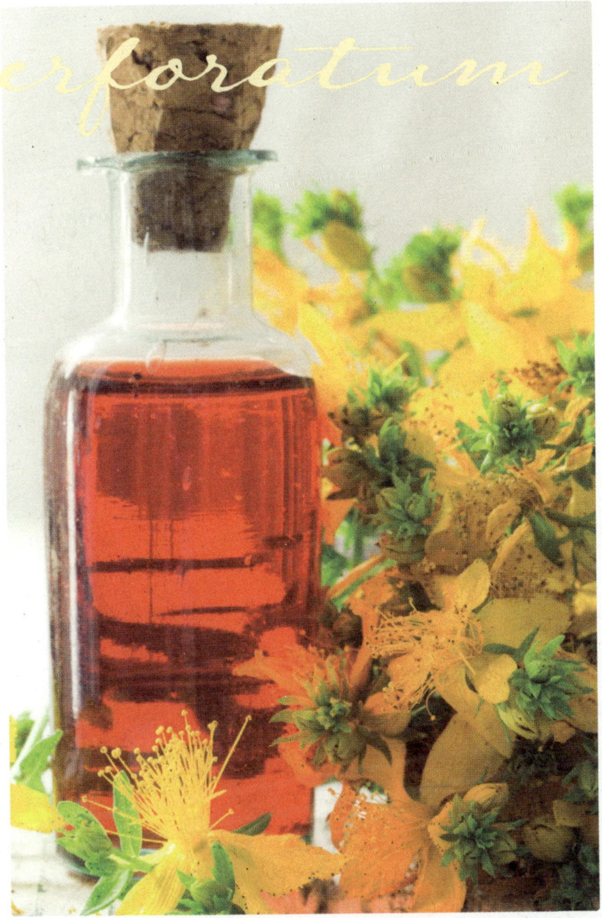
perforatum

Petasites

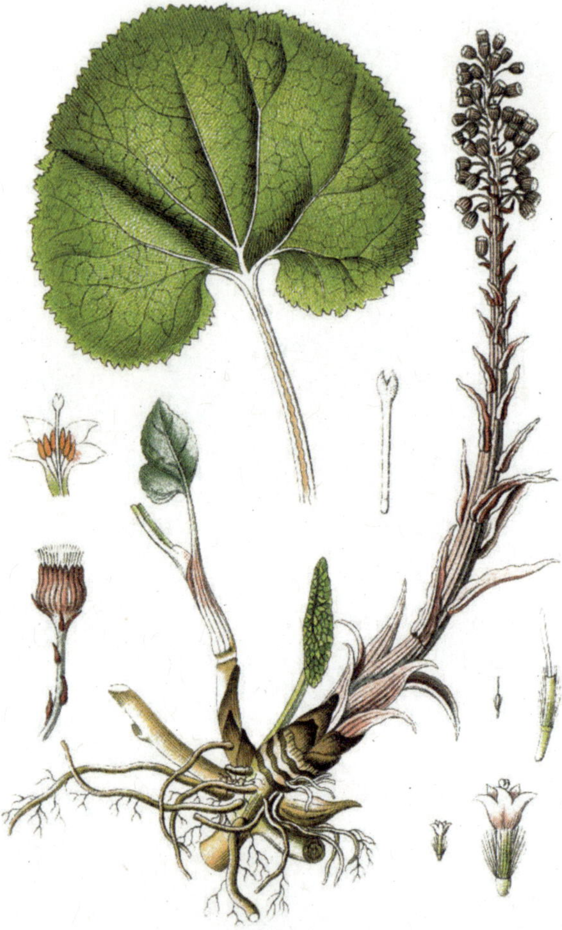

hybridus

Gewöhnliche Pestwurz

Die Pestwurz ist als Heilpflanze in Deutschland lange vergessen worden. Das hat sie wirklich nicht verdient, denn sie hat großartige Erfolge gegen Kopfschmerzen und vor allem Migräne vorzuweisen, die inzwischen auch mehrfach wissenschaftlich bestätigt werden konnten. Daher soll die Gewöhnliche Pestwurz hier unbedingt genannt werden, obwohl sie zur Anwendung als (selbst geerntetes) Kraut nicht geeignet ist.

Ob ihr Verschwinden aus den Heilkräuterbüchern wohl an ihrem wenig attraktiven Geruch liegt? Oder an ihrem etwas unschönen Namen ? Natürlich heißt sie so, weil sie während der schrecklichen Zeiten der Pest eine große Rolle spielte: Ärzte trugen damals Masken mit dem Kraut vor dem Gesicht zum Schutz vor Ansteckung. Auch den Pestkranken wurde die Pflanze, als Pulver in Wein eingerührt, verabreicht. Und Pestwurz-Blätter kamen zur Behandlung der Pestbeulen durch Auflegen zum Einsatz. Die Beulen sollen sich tatsächlich durch die entzündungshemmenden Eigenschaften des Krautes verkleinert haben! Die Alten Römer und Griechen nutzten die Pflanze ebenfalls, vor allem zur Behandlung von Geschwüren. Auch dafür war sicher der entzündungshemmende Effekt ausschlaggebend.

Noch ein Grund, warum die Pestwurz als Heilpflanze ihre Bedeutung bei uns verloren hat, ist gewiss ihre Giftigkeit: Die Pflanze enthält in allen Teilen Stoffe, die krebserregend und leberschädigend wirken, daher bekam sie sicher im Volksmund auch den Namen Giftwurz verpasst. **Die Giftigkeit ist auch der Grund, warum Sie Pestwurz-Anwendungen keinesfalls mit selbst geerntetem Kraut durchführen sollten.**
Nur sichere Fertigpräparate können gekauft und eingesetzt werden. Und die haben es wirklich verdient von Menschen ausprobiert

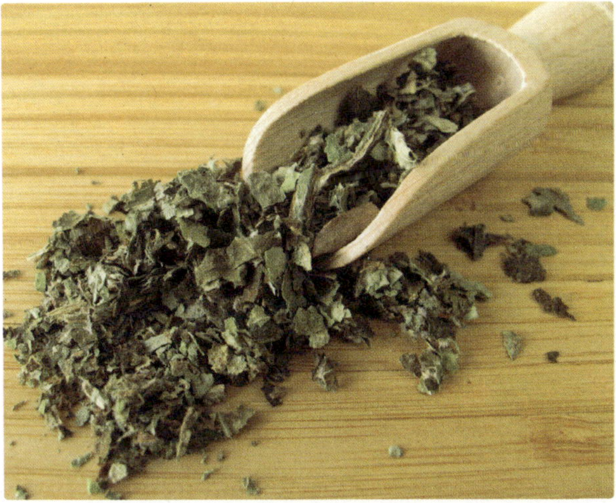

zu werden, die immer wieder von Migräne oder anderen wiederkehrenden Kopfschmerzen geplagt werden.

Für die Herstellung von Fertigpräparaten werden spezielle Züchtungen der Gewöhnlichen Pestwurz genutzt, die nur sehr wenig von den giftigen Stoffen bilden. Zusätzlich werden die Produkte einem zweiten Extraktionsverfahren unterzogen, das mögliche Reste der Gifte entfernt. Die Präparate werden dann als „PA frei“ gekennzeichnet. Auf diesen Hinweis sollten Sie unbedingt achten wie auch auf die Einnahme-Empfehlungen des Herstellers.

Wie wirkt Pestwurz?

Pestwurz hat neben ihrer entzündungshemmenden Eigenschaften auch eine stark krampflösende Wirkung auf unsere glatte Muskulatur. Das ist der Grund, warum sie bestens gegen Migräne und Kopfschmerzen eingesetzt werden kann. Denn in beiden Fällen können krampfartige Verengungen der Blutgefäße in Kopf, Hals und Nacken ursächlich sein. Genau diese Krämpfe können durch eine regelmäßige Pestwurz-Einnahme verhindert werden.
Außerdem können Entzündungsvorgänge bei Migräne eine Rolle spielen. Auch hier greift die Pestwurz nachweislich ein. Doch ihre Wirkungen kommen nicht im akuten Zustand des Schmerzes zum Tragen sondern ausschließlich prophylaktisch. Das heißt, Sie

müssen Pestwurz-Produkte über einen längeren Zeitraum einnehmen, um langfristig Ihre Migräne zu verbessern: Eine vier- bis sechsmonatige prophylaktische Einnahme eines Pestwurz-Präparates kann sowohl bei Erwachsenen als auch bei Kindern angewendet werden. Auf diese Weise kann die Intensität und die Anzahl der Migräneanfälle gesenkt und Begleiterscheinungen wie Übelkeit, Sehstörungen und Erbrechen gelindert werden. Danach macht man eine drei- bis viermonatige Pause und kann anschließend den nächsten Einnahmezyklus anschließen.

Pestwurz-Fertigarzneien

Leider wurde den in Deutschland vertriebenen Produkten die Zulassung entzogen, da die Hersteller das Extraktionsverfahren verändert hatten. Doch Pestwurz-Produkte sind weiterhin über hiesige Apotheken oder im Internet aus anderen europäischen Ländern zu beziehen. Ein Präparat ist in der Schweiz als Heuschnupfenmittel zugelassen. Auch dieses Produkt ist dazu geeignet, gegen Migräne und Kopfschmerzen eingesetzt zu werden. Denken Sie aber daran, dass Sie in Schwangerschaft und Stillzeit und bei bereits vorgeschädigter Leber vor einer Einnahme unbedingt mit Ihren behandelnden Ärzten über das Mittel sprechen.

Die Pestwurz in der Natur

Die Gewöhnliche Pestwurz wächst gern in Ufernähe von Flüssen, Gräben oder Bächen, was ihr auch noch die Namen Bachbelzen, Wasserklette und Bach-Pestwurz eingebracht hat. Die Pflanze können Sie bei Spaziergängen an Bächen sicher einmal finden: Im zeitigen Frühjahr erscheinen die Blüten der Pestwurz, sie erinnern an rot schimmernde, große Flaschenbürsten und können bis zu 40 Zentimeter hoch werden. Erst nach Verblühen bildet die Pestwurz ihre beeindruckend großen Blätter aus. Ganze Areale können davon bedeckt sein und kaum etwas anderes dort mehr wachsen lassen. Oft werden diese

Blätter mit Rhabarber verwechselt, denen sie auf den ersten Blick sehr ähnlich sehen. Die Blätter können bis zu regenschirmgroß werden, sie sind die breitesten Blätter, die es in der europäischen Flora überhaupt gibt. Sie standen wohl auch Pate bei der wissenschaftlichen Namensgebung: Die gewöhnliche Pestwurz heißt *Petasites hybridus* und der erste Namensteil bezieht sich vermutlich auf den griechischen „petasos", einen Hut aus Stroh oder Filz, der in manchen Regionen des alten Griechenlands als Schutz vor der Sonne getragen wurde.

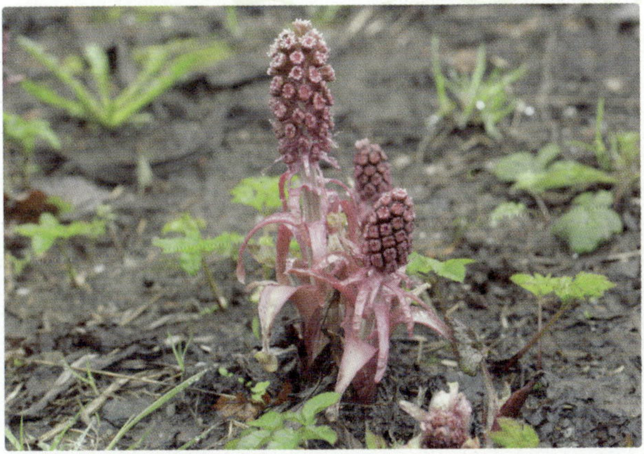

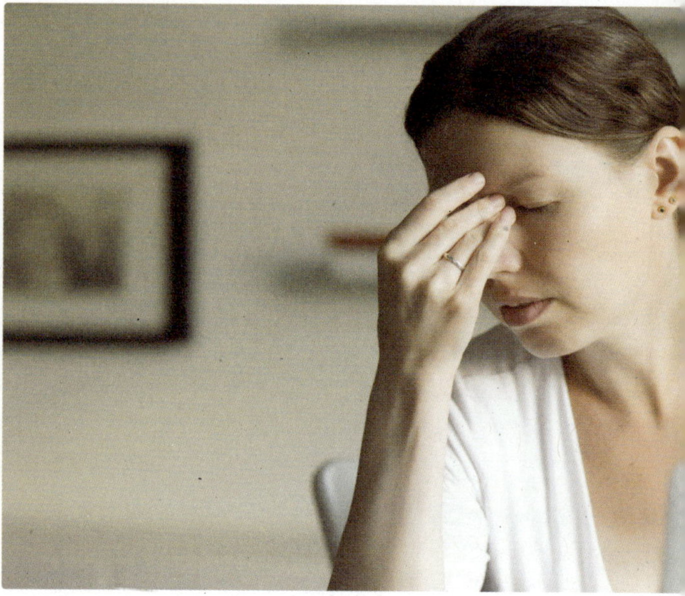

Noch mehr hilfreiche Pflanzen bei Kopfschmerzen

Neben den Kräutern gibt es auch noch ein paar andere Pflanzen, bei denen es sich lohnt, sie bei Kopfschmerzen auszuprobieren. Wir wollen hier vor allem über Kräuter schreiben, möchten Ihnen aber dennoch

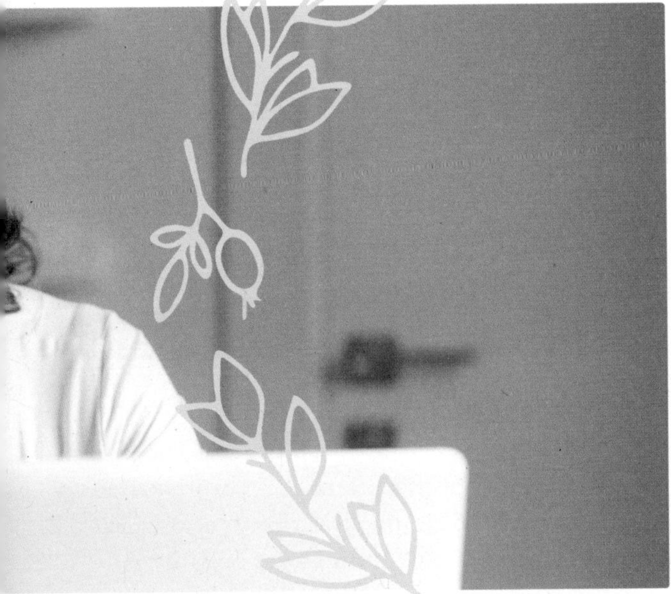

ein paar Hinweise geben, was es für Sträucher oder Bäume gibt, die vielleicht gerade für Sie die richtige Wahl sind und Ihnen bei Ihren Kopfschmerzen hilfreich sein können, um Schmerzmittel zu vermeiden.

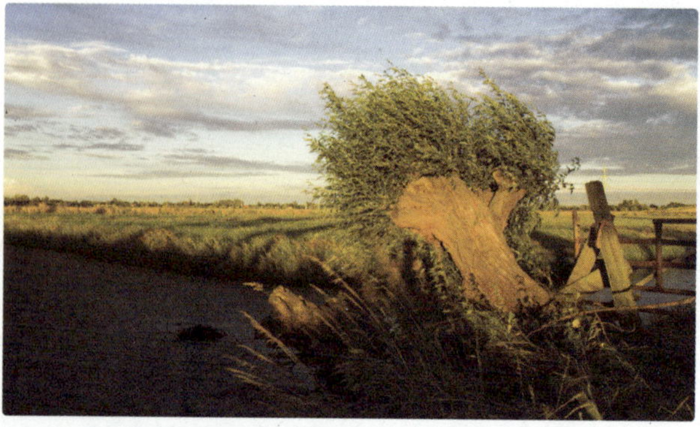

Weide (Salix spec.)

Die Weide ist die Pflanze in der ursprünglich einmal die Salicylsäure entdeckt wurde, die Ur-Substanz für eines der bekanntesten Schmerzmittel der Welt. Doch dieser Stoff allein macht es vermutlich gar nicht aus, dass die Weide bei Kopfschmerzen - und auch vielen anderen Schmerzen - so hilfreich ist. Denn der Gehalt dieser Substanz in der genutzten Weidenrinde ist zu niedrig, um die Wirkung zu erzielen. So sind es zusätzlich noch andere Wirkstoffe und ihre typische, natürliche Kombination, die die

Weide eine so wichtige Pflanze bei Schmerzen sein lässt. Im Vergleich zum synthetischen Schmerzmittel ist Weidenrinde deutlich besser verträglich, ihre Wirkung gegen Kopfschmerzen setzt etwas später ein, hält dafür aber länger an. Und die vom Schmerzmittel bekannten Nebenwirkungen (Blutverdünnung, Magenschleimhautreizung) treten nicht auf. Wer allerdings eine Unverträglichkeit gegen Salicylate hat, sollte die Weidenrinde nicht als Heilpflanze nutzen.

Anwendung: Es gibt Fertigpräparate in Apotheken zu kaufen, die sich gut dosieren lassen. Wenn Sie es mit der natürlichen Weidenrinde versuchen wollen, kochen Sie sich einen Tee: Setzen Sie dafür zwei bis drei Gramm Rinde und eine Tasse kaltes Wasser gemeinsam an und erwärmen Sie es langsam bis zum Aufkochen und lassen sie den Sud anschließend fünf Minuten ziehen, dann abseihen und direkt trinken. Alternativ können Sie auch zwei bis drei Gramm Weidenrinde-Pulver bis zu dreimal täglich z. B. mit Honig oder in Wasser einnehmen.

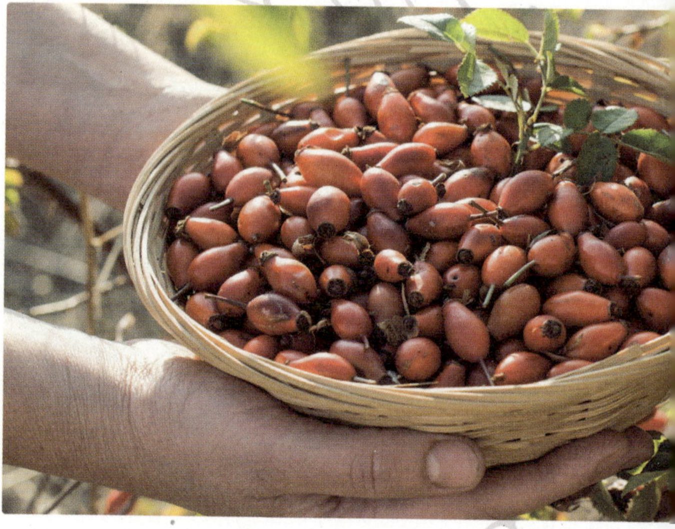

Hagebutte (Rosa canina)

Die Hagebutte oder Heckenrose ist ein gutes Schmerzmittel, das vor allem bei rheumatischen Beschwerden, Rückenschmerzen und Arthrose eingesetzt wird. Doch auch bei Kopfschmerzen hat es seine Berechtigung. Wenn Sie es damit versuchen wollen, sollten Sie Fertigprodukte (Pulver oder Extrakte) aus der Apotheke selbst gemachten

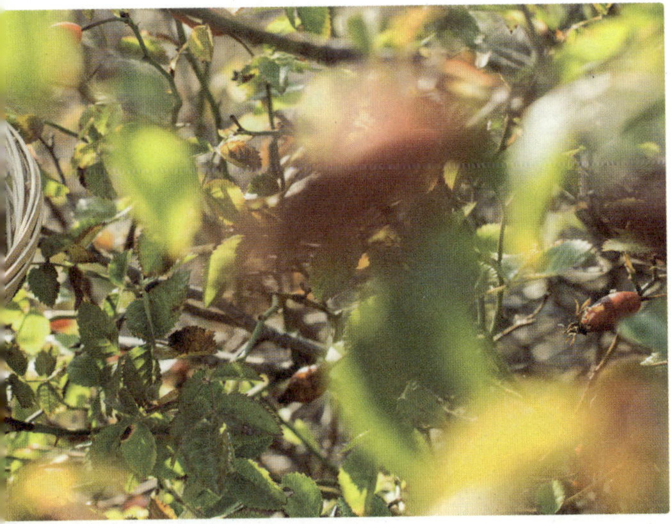

Zubereitungen vorziehen, da Ersteres standardisiert und besser zu dosieren sind. Damit können Sie sich auf die Wirkungen der Pflanzenzubereitung besser verlassen, was bei einem Mittel gegen Kopfschmerzen ja sehr wichtig ist. Achten Sie auf die Einnahmeempfehlungen des Herstellers Ihres Produktes.

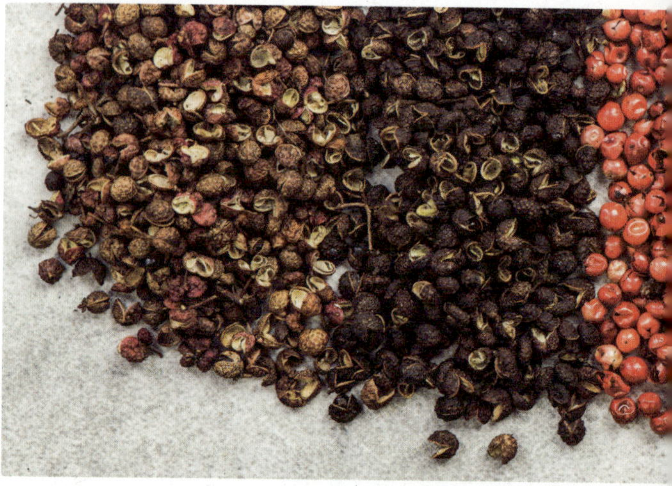

Pfeffer (Capsicum spec.)

Die Anwendung von Pfeffer bei Kopfschmerzen ist eine äußerliche, lokale und lässt sich bei jenen Schmerzen anwenden, die auf Verspannungen von Muskeln und Gefäßen zurückgeht, wozu auch die Migräne gehört. Da es dabei leicht zu unangenehmen Reizungen kommen kann, ist es auch bei dieser Pflanze besser, Fertigpräparate (Wärmepflaster oder Creme) zu kaufen. Die Pro-

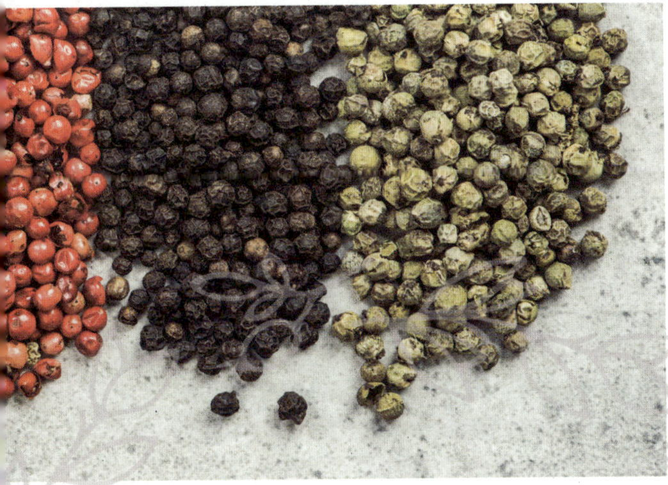

dukte können im Nacken- und Schulterbereich aufgebracht werden und dort helfen, die Verspannungen zu lösen, die Kopfdurchblutung zu fördern und damit die Kopfschmerzen zu verbessern oder sogar zu beseitigen. Lesen Sie vor der Anwendung die Hinweise des Herstellers Ihres Produktes gut durch und halten Sie sich daran.

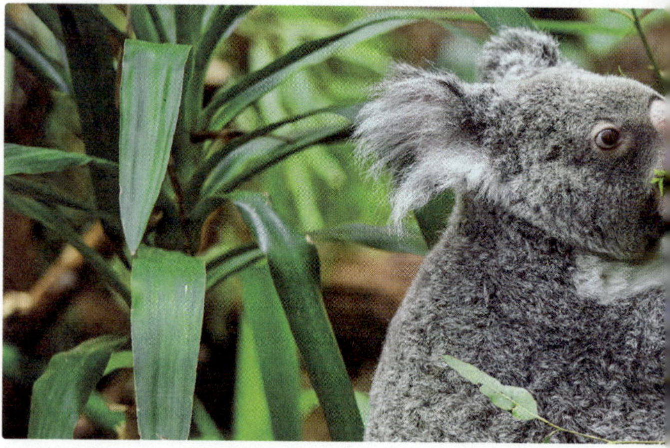

Eukalyptus (Eucalyptus spec.)

Auch die Anwendung von Eukalyptus bei Kopfschmerzen ist eine lokale. Gern wird das Eukalyptusöl zusammen mit dem ätherischen Pfefferminzöl gemischt, um beide auf die Stirn, den Nacken oder die Schläfen aufzutragen. Bei Erkältungen kann Eukalyptusöl auch in Bonbons, als Dragees oder Kapseln oder beim Inhalieren (Achtung: Nicht bei Säuglingen oder Kindern!) genutzt werden. Es unterstützt eine freie

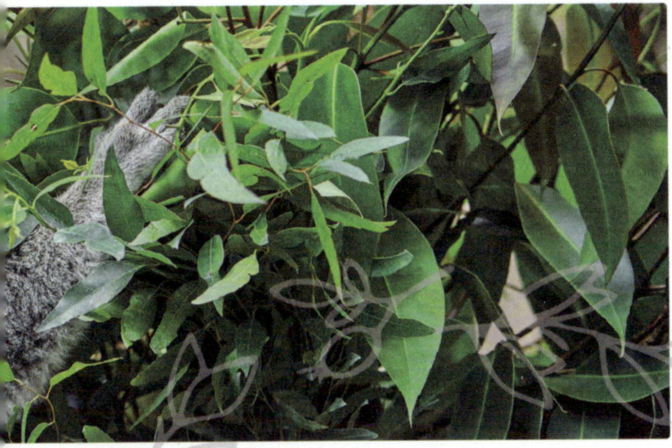

Atmung und wirkt damit indirekt auch gegen den dadurch möglicherweise ausgelösten „Brummschädel". Die direkte Einnahme, also die innere Anwendung, des Öls hilft dagegen nicht gegen Kopfschmerzen. Die Anwendungen des Eukalyptus sind denen der Pfefferminze sehr ähnlich. Halten Sie sich ansonsten an die Anwendungshinweise des Herstellers Ihres Produktes.

Teufelskralle (Harpagophytum procumbens)

Die Teufelskralle, eine afrikanische Savannenpflanze, ist bei uns inzwischen als Tee und als Fertigpräparate zu bekommen. Ebenso wie die Hagebutte wird sie eher bei Gelenkproblemen eingesetzt, doch auch bei Kopfschmerzen kann man es mit ihr versuchen. Als Tee kann man sie alleine oder in Kombination mit anderen Kräutern oder der Weidenrinde trinken. Sie muss dabei aber gesondert zubereitet werden: 4,5 g des Tees werden dafür mit 300 ml Wasser aufgekocht und acht Stunden abgedeckt ziehen gelassen. Nach dem Abseihen in drei Portionen aufteilen und über den Tag verteilt trinken. Vor dem Trinken können Sie die anderen Kräuter als Tee zubereiten und die 100 ml des kalten Teufelskralletees damit mischen. Sie müssen allerdings ein wenig geduldig sein mit der Teufelskralle. Die Wirkung der Pflanze kann etwas auf sich warten lassen. Es ist möglich, dass Sie eine Kur von bis zu drei Monaten machen müssen, um ent-

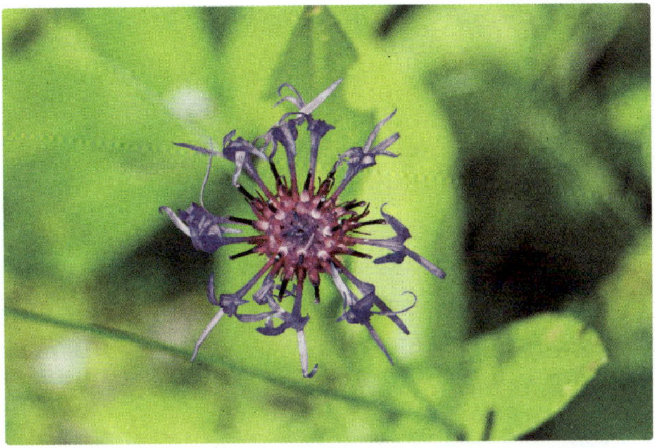

scheiden zu können, ob das Kraut Ihnen hilft. Die Menge des Teufelskralle-Krautes, das Sie nutzen, sollte dabei 4,5 g des trockenen Tees am Tag nicht überschreiten. Bei Produkten aus der Apotheke gelten sie Angaben der Hersteller.

ACHTUNG! Wenn Sie unter Magen- oder Zwölffingerdarmgeschwüren oder unter Gallensteinen leiden, sollten Sie die Pflanze nicht anwenden.

Ginkgo (Ginkgo biloba)

Einige Inhaltsstoffe des Ginkgo können sich positiv bei Migräne auswirken. Sie haben einen entspannenden Einfluss auf die Blutgefäße und können damit eine Ursache bei Migräne lindern. Bei Kopfschmerzen aufgrund von Muskelverspannungen hingegen wirken sie nicht. Ginkgo ist also ein reines Migränemittel. Auch bei dieser Pflanze sollten ausschließlich Fertigpräparate angewendet werden, die es in der Apotheke zu kaufen gibt. Zusammen mit den Herstellerangaben und den behandelnden Therapeuten können die richtigen Dosierungen ermittelt werden. Das Schöne am Ginkgo ist über seinen schmerzlindernden Einfluss hinaus, dass er nachweislich Nervenschäden beseitigen helfen kann. Gerade Migräne-Patienten können in dieser Hinsicht belastet sein und daher doppelt von dem heilenden Baum profitieren.

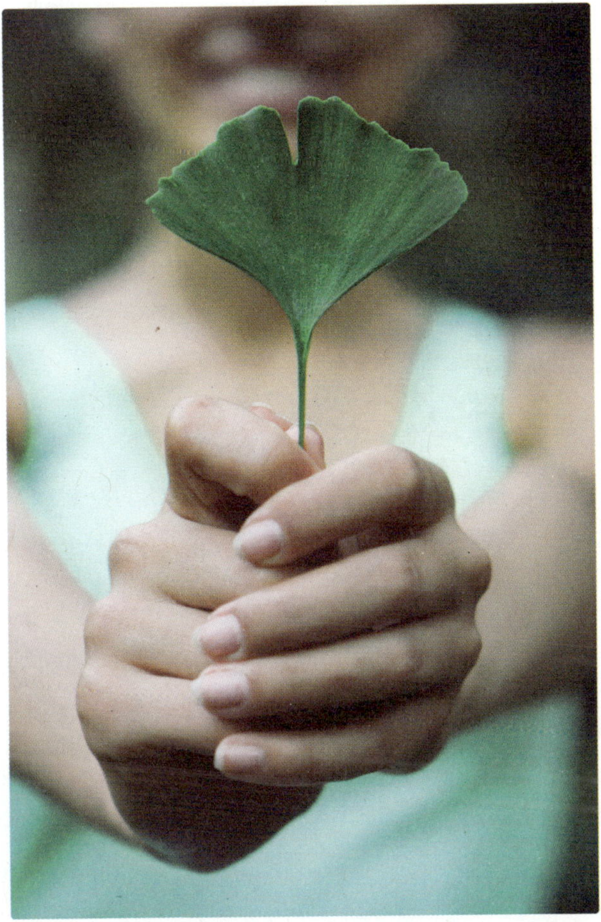

Die Hausapotheke für unterwegs

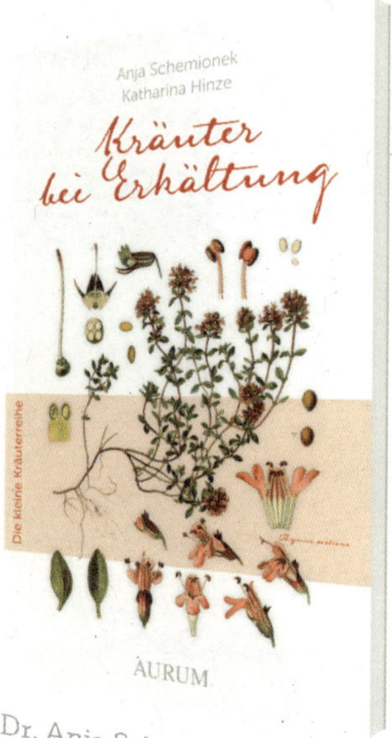

Dr. Anja Schemionek
Katharina Hinze

Kräuter bei Erkältung

128 Seiten, Broschur, 10 x 16 cm, vierfarbig

978-3-95883-384-5

€ 10,00

Dr. Anja Schemionek
Katharina Hinze

Kräuter für Gelenke und Co.

128 Seiten, Broschur, 10 x 16 cm, vierfarbig

978-3-95883-386-9

€ 10,00

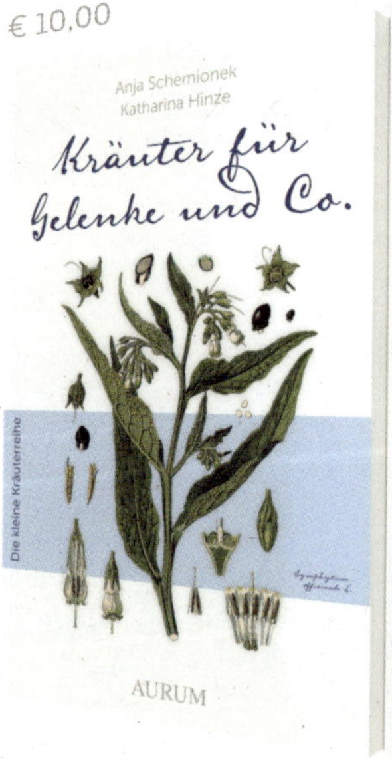